AF309073

RENSEIGNEMENS,

RAPPORTS ET DEMANDES

RELATIFS

AU SERVICE DES ALIÉNÉS

DE L'HÔPITAL CIVIL DE STRASBOURG.

RENSEIGNEMENS, RAPPORTS ET DEMANDES

RELATIFS

AU SERVICE DES ALIÉNÉS

DE L'HÔPITAL CIVIL DE STRASBOURG;

PUBLIÉS

PAR J. RISTELHUEBER,

Docteur en médecine, Médecin en chef de ce service et de celui de l'annexe; ci-devant médecin cantonal à Strasbourg; ancien Chirurgien-major aux armées; Correspondant de l'Académie royale de médecine et de la Société médicale d'émulation de Paris; de celle des sciences, lettres et arts de Metz, et de la Société de médecine de la même ville; de la Société d'histoire naturelle et de médecine de Bonn, en Prusse; Secrétaire général de la Société des sciences, agriculture et arts de Strasbourg.

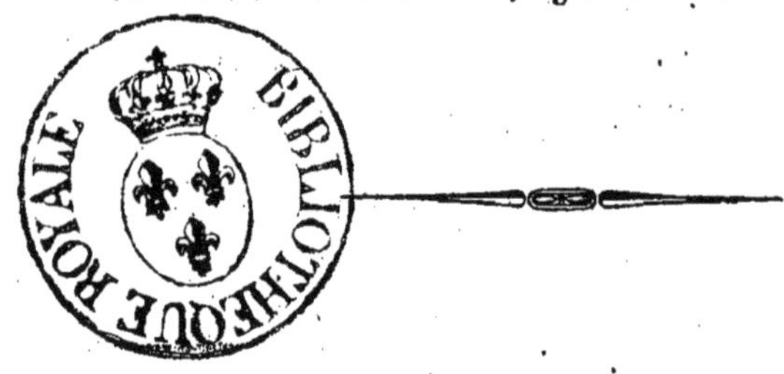

STRASBOURG,

De l'imprimerie de F. G. LEVRAULT, imprimeur du Roi.

1825.

A MESSIEURS

LAUTH, MARCHAL, LOBSTEIN, SCHAHL ET NESTLER,

MÉDECINS, CHIRURGIEN ET PHARMACIEN
EN CHEF,

Mes très-honorés Collègues à l'hôpital civil,

*Hommage rendu à leurs talens
et à leur expérience.*

J. RISTELHUEBER.

AVANT-PROPOS.

Un meilleur ordre de choses doit s'établir pour les malheureux dont la raison est égarée : après des projets variés, accueillis d'une part et rejetés de l'autre; après des demandes réitérées pour l'amélioration de leur sort; une administration supérieure, qui conçoit le bien et médite les moyens d'exécution; qui ne s'effraye pas à l'aspect des difficultés réelles ou apparentes; dont la seule pensée s'arrête au mal qui existe et au remède qu'il réclame; qui saisit d'un coup d'œil la source du premier et les moyens de le faire disparaître, réalisera les vœux des philantropes, et après de longues hésitations, des oppositions inévitables et des ajournemens dont on ne voyait pas le terme, dans peu un établissement créé d'après les principes consacrés par l'expérience et la médecine morale, servira d'asile et présentera des secours plus efficaces à ceux qui ont le malheur de perdre l'une des plus belles prérogatives de l'homme, celle qui le fait jouir de tous les droits qui lui sont garantis par la société, cette raison sublime qui le place au-dessus de toutes les autres créatures, et que l'on peut, sans vanité, mais sans perdre de vue sa faiblesse, regarder comme le don le plus précieux que l'homme ait reçu de la divinité. C'est dans un moment aussi important et à une époque aussi intéressante, que je me décide à publier les documens relatifs au service qui m'est confié depuis neuf ans. S'ils sont d'un faible intérêt pour ceux qui les liront, ils ne pouvaient en manquer pour celui qui s'est occupé sans cesse de l'amélioration de ce service, et conséquemment de l'éloignement des vices et défectuosités qu'il présentait; en revenant sur le passé, il m'a été agréable de revoir tous les efforts que j'ai faits en faveur de l'amélioration du sort des aliénés; car, s'en m'en douter, j'y ai trouvé une persévérance qui ne s'est pas démentie, et une sollicitude dont j'aurais à me glorifier, si je ne regardais l'une et l'autre comme rentrant dans les devoirs que j'avais à remplir, en me trouvant le chef d'un service aussi important, auquel je me consacre autant par goût que par des études faites dans les établissemens d'aliénés de la capitale, à l'école de MM. Pinel, Esquirol, etc. Cette publication dût-elle n'être d'aucune utilité publique, elle me devient nécessaire alors que ce service doit changer de face et se trouver dans un local qui lui sera spécialement destiné : d'ailleurs il me tient à cœur de prouver à ceux qui n'en sont pas suffisamment instruits, qu'il ne s'agit pas d'être médecin d'un établissement pour obtenir toutes les améliorations que l'on sollicite, mais qu'il aura rempli sa tâche, après les avoir demandées itérativement avec ou sans succès, et que, pour toutes celles qu'il a obtenues, en les faisant connaître, il aura rendu un hommage mérité à l'autorité qui les a accueillies.

RENSEIGNEMENS,

RAPPORTS ET DEMANDES

RELATIFS

AU SERVICE DES ALIÉNÉS

DE L'HÔPITAL CIVIL DE STRASBOURG.

RENSEIGNEMENS sur le service des aliénés de l'hôpital civil de Strasbourg, présentés à la Commission nommée par Son Exc. le Ministre de l'intérieur pour l'amélioration du sort des aliénés en France. (Voyez la note a.)

LE sort des aliénés ayant attiré l'attention particulière du Gouvernement, et une Commission spéciale ayant été nommée pour examiner s'il faut les réunir dans des maisons centrales établies pour plusieurs départemens, ou améliorer ces services dans les hôpitaux civils où ils sont établis, j'ai cru qu'il était de mon devoir d'adresser à la Commission des renseignemens exacts sur le service dont je suis chargé, et d'y joindre les rapports auxquels il a donné lieu; et, cherchant à décider la question proposée à la Commission, en tant qu'elle s'applique au pays dans lequel je suis placé, j'ai examiné s'il fallait créer une maison centrale dans les départemens du haut ou bas Rhin; si elle pouvait être établie à Strasbourg, ou si l'on devait s'en tenir à l'amélioration de ce service à l'hôpital civil de cette ville. Depuis long-temps on se récrie contre le local destiné aux aliénés de l'hôpital civil de Strasbourg; mes prédécesseurs et moi en avons indiqué les vices et les défectuosités : la Commission administrative des hospices civils a senti la justesse de nos plaintes, et autant qu'il était en son pouvoir, elle a cherché à améliorer le sort des aliénés reçus dans cet hôpital, en donnant plus d'extension à ce service, et en lui consacrant plusieurs salles devenues vacantes. Mais on est resté convaincu que ces améliorations ne pouvaient remédier qu'en partie aux défauts que présentait ce service, et surtout qu'elles ne pouvaient pas transformer ce local en un bon établissement pour le traitement des aliénés. C'est donc avec beaucoup de raison que la Commission administrative des hospices civils honora d'un bon accueil le projet de construction d'une maison pour les aliénés, qui lui fut présenté, en 1806, par l'architecte de la ville, M. Boudhors; projet qui ne fut d'ailleurs pas exécuté, parce que les finances des hospices n'auraient pas pu faire face aux dépenses qu'aurait entraînées cette construction. Mais, quel que soit le mérite du projet proposé à cette époque, on n'a peut-être pas tant à regretter qu'il soit resté sans exécution, car il était question d'élever cette maison sur le terrain où se trouve le bâtiment dont le rez-de-chaussée est occupé par les aliénés, conséquemment dans l'enclos de l'hôpital civil et à peu de distance de ce grand et vaste établissement; pour avoir des cours et un jardin, il aurait fallu disposer en partie de celle de l'hôpital et de la promenade, puis acquérir par achat le bâtiment et le terrain qui se trouvent derrière le service des aliénés. C'était faire éprouver trop de sacrifices à l'hôpital pour l'établissement d'une maison d'aliénés dans un lieu où sa situation n'aurait pas été la meilleure ; c'eût été prendre beaucoup à l'hôpital civil pour une maison d'aliénés, qui pouvait être placée ailleurs, dans un lieu plus salubre, plus ouvert et mieux isolé.

Les demandes qui ont été faites à une autre époque par les médecins, et notamment par M. Schahl et moi, n'eurent pas pour objet la construction d'une maison pour les aliénés, mais elles étaient relatives aux améliorations dont ce service était susceptible, et nos demandes n'ont pas été inutiles ; car à deux reprises ce service s'améliora ; la première fois du temps du D.ʳ Fischer : ce praticien distingué et famé en cette ville, obtint une salle de plus et un petit local pour cinq loges : cet accroissement rendit possible la séparation des sexes, et chacun eût sa salle ; la reclusion des fous furieux devint plus sûre et pouvait avoir lieu dans un endroit particulier, à la vérité encore trop rapproché de la salle des aliénés.

En 1816, M. Schahl et moi adressâmes à la Commission administrative des hospices civils un rapport sur la situation du service dont nous venions d'être chargés ; nous indiquâmes les changemens et améliorations que réclamait impérieusement celui des aliénés : on ne put rien accorder à cette époque ; mais plus tard, deux ans après, on réunit au service des maniaques, deux salles attenantes qui jusqu'alors avaient été destinées aux galeux : cet agrandissement permit au médecin de séparer les fous et folles incurables de ceux et celles d'une date récente et en traitement.

Cet aperçu montre que depuis long-temps on s'est occupé de ce service ; que les médecins qui en ont été chargés n'ont pas gardé le silence sur les vices que présente le local, et que la Commission administrative des hospices civils a pris en considération leurs réclamations et a donné suite aux demandes qui lui avaient été faites, toutes les fois que les circonstances et les localités lui permettaient de prendre quelques mesures favorables à ce service. Mais y a-t-il lieu de s'étonner qu'il ait fallu tant de temps pour mettre ce service sur un meilleur pied : non ; parce que ce local n'avait pas été construit pour ce service. On l'avait choisi primitivement pour un petit nombre d'aliénés incurables ; à mesure que le nombre en augmenta, il fallut réunir dans le même local un trop grand nombre d'aliénés, ou agrandir ce service : mais son agrandissement était alors impossible, parce que les salles attenantes étaient occupées par d'autres malades, et la Faculté de médecine avait obtenu le premier étage du bâtiment pour les cliniques ; il fallait donc attendre que l'on pût placer ailleurs des infirmes et des galeux de l'un et de l'autre sexe, pour pouvoir donner de l'extension au service des maniaques. S'il n'y a pas de cours particulières et de jardins pour les aliénés, c'est encore parce que dans le principe on a placé ce service dans un bâtiment qui n'avait pas été construit pour eux.

Description particulière de ce service.

Dans l'enclos de l'hôpital civil, à l'extrémité d'une grande cour, à cinquante pas du grand bâtiment dudit hôpital, à peu de distance d'un terrain garni d'arbres, qui sert de promenade aux malades de cet établissement, se trouve un bâtiment qui présente un premier étage et un rez-de-chaussée : il paraît avoir été construit à deux reprises différentes ; car la portion du bâtiment qui est en face de la promenade paraît d'une date plus ancienne que la portion latérale qui forme angle droit avec la première. C'est au rez-de-chaussée que se trouvent les aliénés ; les malades des cliniques occupent le premier étage ; les maniaques sont répartis dans plusieurs salles : ils n'ont pas de cour particulière ; il n'y en a qu'une pour tout l'hôpital ; aussi voit-on habituellement les fous non dangereux se promener parmi les autres malades. Ils occupent quatre salles, deux pour les hommes et deux pour les femmes ; il y a de plus une petite salle garnie de cinq loges, et une autre de quatre. A ce service appartient encore un petit local appelé *la tour*. La salle des bains pour tous les services de l'hôpital, se trouve dans l'angle formé par la réunion des deux bâtimens.

La grande salle destinée aux fous incurables, contient vingt-trois lits, placés à peu de distance l'un de l'autre ; on y a aussi établi deux petites chambres dont les parois sont en planches, quatre loges[1] et le logement du prévôt ou infirmier-major, qui se compose d'une chambre et d'une cuisine. A côté de cette salle il y a une chambre garnie de quatre loges, vieilles, mal closes et mal placées[2]. Cette salle et la chambre dont il vient d'être question sont dallées.

A la gauche de cette salle et à vingt-cinq pas de distance, tout près d'un endroit où l'on dépose le fumier, se trouve la tour ; le rez-de-chaussée, garni de cinq loges vieilles et obscures, est destiné à la reclusion des fous et folles turbulens et incurables ; lieu humide, mal-sain et obscur. Au premier étage de la même tour il y a une salle de neuf lits où couchent les femmes folles et incurables.

A la droite et à peu de distance de la grande salle des fous incurables, se trouve la salle des bains où les aliénés prennent ceux qui leur sont prescrits[3]. Cette salle est obscure, peu spacieuse, et elle renferme un trop grand nombre de baignoires. Elle est en outre

---

1 Depuis, je suis parvenu à les faire abattre.
2 Je les ai fait condamner.
3 La salle des bains, pour les autres services, a été établie ailleurs.

trop éloignée des autres services de santé. A côté de la salle des bains on a placé, dans un petit local, cinq loges neuves et solidement construites, où l'on renferme les fous et les folles que l'on est obligé de priver momentanément de leur liberté. Ce petit local est dallé. Une salle attenante est destinée aux folles incurables; elle contient onze lits. De celle-ci on passe dans une autre salle de sept lits, consacrée aux folles d'une date récente et en traitement; toute communication est interceptée entre les aliénées de ces deux salles. A côté se trouve la salle des fous d'une date récente ou en traitement; elle a cinq lits. On pourrait placer un plus grand nombre de lits dans ces deux salles.

Ces renseignemens sur le local et sur la distribution de ce service, suffisent pour prouver combien l'un et l'autre sont défectueux : il n'y a pas de salle pour les fous malades; il n'en présente pas pour les fous qui se rétablissent; il n'y a pas de cour particulière pour chaque sexe; il n'y en a pas même une pour tout le service : les fous incurables ne sont pas éloignés des fous d'une date récente; ceux-ci sont réunis dans une même salle, et il en est de même pour les folles : il n'y a pas de petites chambres ou cellules particulières pour ces malades. La salle des bains ne leur est pas uniquement affectée, et l'on n'y a pas encore établi des douches.

Le prévôt ou infirmier-major, logé au milieu des fous incurables, est mal placé pour exercer une surveillance sur tous les points et en tout temps; des occupations d'ailleurs multipliées l'en détournent trop souvent.

Les loges qui appartiennent à ce service, peuvent être rangées en deux classes : dans la première il faut comprendre les anciennes, qui sont obscures, pas assez solidement construites pour renfermer des fous furieux, et n'ayant pas assez de hauteur, de largeur et de longueur. Les cinq nouvelles, solidement construites, ne sont pas assez claires, et, comme les anciennes, elles ne sont pas assez spacieuses; chaque loge a six pieds et demi de longueur, quatre pieds et demi de largeur et neuf pieds et demi de hauteur : elles sont construites en bois. A la faveur d'un guichet on peut voir l'aliéné, lui parler, lui donner les objets dont il a besoin. La partie supérieure de chaque loge, au-dessus de la porte, est à jour et garnie de barreaux de bois d'une grande solidité. Dans l'un des angles de la loge se trouve établi un siége percé, où l'aliéné peut faire ses besoins; les matières tombent dans un seau que l'on peut retirer à volonté.

L'aliéné reclus couche dans un lit ou sur la paille; s'il lacère tous les objets qui se trouvent à sa portée, par exemple, les fournitures pour son coucher, on lui met la camisole; s'il souille son lit de matières fécales, on est obligé de lui donner de la paille, que l'on change tous les jours.

Le nombre actuel des aliénés est de soixante-huit, et sur ce nombre je n'en compte que six dont le rétablissement est possible; tous les autres sont incurables par l'ancienneté, les récidives et le caractère de l'aliénation : je comprends aussi parmi les fous incurables les idiots et les sourds et muets, au nombre de sept, qui se trouvent dans la salle des fous et des folles incurables.

Il est à remarquer que tous les aliénés, à l'exception de cinq ou six, sont entrés à l'hôpital long-temps après le développement de la maladie et à la suite d'un traitement infructueux.

L'hôpital civil reçoit les aliénés de la commune et du département : si les premiers sont indigens, ils sont admis gratuitement; ceux des autres communes du département, ainsi que ceux de la commune de Strasbourg qui appartiennent à des familles aisées, sont reçus contre paiement : les premiers paient quinze sous par jour; les autres plus ou moins, suivant les facultés de la famille qui demande leur admission. Les aliénés d'un autre département sont aussi admis, moyennant une pension fixée par l'Administration.

La distribution du local, le manque d'une cour particulière, le logement mal situé du prévôt ou infirmier-major rendent la surveillance difficile et entravent l'exercice de la police intérieure. Outre le prévôt, on a attaché à ce service deux infirmières et un infirmier; le nombre des servantes est assez considérable, parce qu'on utilise des aliénées.

Le manque d'une cour particulière pour les aliénés est un défaut majeur à l'hôpital civil; il en résulte de grands inconvéniens, et on peut lui attribuer divers accidens. C'est parce qu'on manque d'une cour, que les aliénés s'échappent tandis qu'on est obligé de tenir les portes ouvertes. On en a vu s'évader, d'autres se cacher dans quelque coin écarté, si bien qu'on n'a pu les retrouver que le lendemain ou le surlendemain; enfin, et l'événement est récent, il en est une qui a exécuté le projet de s'enfuir en escaladant de nuit un mur de trente pieds, d'où elle s'est précipitée. Dans cette chute elle s'est cassé la cuisse et enfoncé les dents incisives et canines des deux mâchoires : cet accident n'a rien changé à l'aliénation, qui persévère avec tous les caractères qu'elle avait offerts avant cet accident.

Le défaut que je signale dans cet établissement contrarie singulièrement les vues du médecin, qui défend toute espèce de communication entre les aliénés et les proches ou amis, et qui voudrait qu'on ne permît que très-difficilement, et seulement pour des motifs graves, l'entrée dans cet établissement à des étrangers ou à

des habitans de la ville. Au lieu d'un surveillant instruit qui joint à la fermeté du caractère la patience
et la douceur, c'est un simple prévôt ou infirmier-
major qui est chargé de la surveillance de ce service,
et il n'a pas les qualités qu'exige un pareil emploi.

Lorsque des fous ou folles sont pris d'une maladie
incidente, le médecin est obligé de les traiter dans la
salle même où ils sont habituellement, à moins qu'il
ne juge plus convenable de les faire transporter dans
l'une des salles destinées aux fous ou folles d'une
date récente, ce qui aurait peut-être plus d'inconvéniens encore.

Les moyens de répression se réduisent aux suivans:
1.º à la reclusion, 2.º à la camisole, 3.º à la privation
des alimens d'une distribution, 4.º à l'aspersion de l'eau
froide sur la tête. Le médecin y fait tous les jours deux
fois la visite; il règle le régime, surveille les opé-
rations du prévôt et dirige le traitement moral ou physique des aliénés.

La nourriture que reçoivent les aliénés n'est pas
mauvaise; mais elle pourrait être meilleure et plus
abondante. Un aliéné dont le régime n'a pas été changé
par le médecin, reçoit une demi-portion de pain matin
et soir, des légumes, riz, orge, etc.; de la bière; trois
fois par semaine de la viande, le matin, au lieu de
légumes.

Le médecin peut lui prescrire d'autres alimens, et
le vin, lorsqu'il juge que son état l'exige. Les aliénés
qui paient une somme assez considérable et déterminée
de gré à gré avec les parens, reçoivent une meilleure
nourriture et en plus grande quantité. On leur donne
aussi de préférence l'une des chambres établies dans
la salle des fous incurables, ou une autre chambre
particulière dans l'un des bâtimens de l'hospice. Les
prescriptions pharmaceutiques et les moyens chirur-

gicaux sont exécutés par un pharmacien et un chirurgien attachés à ce service. Les fournitures pour le coucher des maniaques sont les mêmes que celles des autres malades, et elles sont à Strasbourg à peu près ce
qu'elles sont dans les autres hospices du royaume : un
bois de lit, une couverture de laine, deux draps, un
matelas, une paillasse et un traversin.

Après la distribution du soir et au déclin du jour,
tous les aliénés sont obligés de se retirer dans leurs
salles et d'y rester.

Le local où se trouve le service des aliénés de l'hôpital civil ne se prête guère aux améliorations désirables
et exigibles pour former un bon établissement de ce
genre, car il n'y a pas assez de terrain disponible
pour en faire plusieurs cours. Le premier étage du
bâtiment où se trouvent les aliénés, est consacré à
l'enseignement clinique : la salle des bains, placée au
milieu du service des maniaques, reçoit les malades de
tous les autres services. Le jardin qui se trouve devant
et derrière une partie de ce local, est cultivé au profit
de la maison et du directeur, et il faudrait en faire le
sacrifice. Si l'on voulait clorre la promenade qui se
trouve devant la maison des fous, ce serait en priver
toute la population de l'hôpital. Le bâtiment où se
trouvent les aliénés, n'offre pas assez d'espace pour
y établir une meilleure répartition des aliénés et donner
plus d'extension à ce service; l'on ne saurait retrancher
quelque chose à la clinique, sans nuire à l'enseignement
de la Faculté, et les autres bâtimens de l'hôpital étant
tous occupés par d'autres services ou par différentes
classes de pensionnaires, on ne pourrait pas y placer
la clinique. Enfin, il faudrait établir ailleurs une salle
des bains pour les autres services de l'hôpital.

En prenant même pour cet établissement le terrain
et le bâtiment qui se trouvent derrière le service des

foùs, une maison d'aliénés établie sur ce terrain, n'aurait pas un enclos assez étendu pour y faire plusieurs
grandes cours, une promenade, etc., à moins que l'on
ne veuille prendre pour cet objet la promenade dont
jouissent les malades de l'hôpital, et le grand jardin
du même établissement, mesure qui aurait d'autres inconvéniens. D'ailleurs, il ne convient pas de construire
une pareille maison dans l'enclos d'un grand hôpital
et hospice, dont la population est ordinairement de
1000 à 1050 individus, le nombre des aliénés étant
retranché.

Si l'on veut créer un autre établissement ou affecter
un meilleur local aux aliénés, le Gouvernement sera
donc dans l'alternative de choisir un autre local à
Strasbourg ou de placer ailleurs une maison centrale
pour les aliénés de plusieurs départemens, en y com-
prenant ceux du bas et haut Rhin. Mais pour plusieurs
raisons cette maison doit être placée de préférence dans
les départemens du haut ou bas Rhin. Parmi les aliénés
admis à l'hôpital civil de Strasbourg, il n'y en a que
quelques-uns qui parlent le français, tous les autres
ne connaissent que l'idiome du pays : conséquemment
établir la maison des aliénés dans un département où
l'on ne parle pas l'idiome alsacien, ce serait les placer
dans des conditions défavorables à leur rétablissement ;
les communications orales avec ces individus devien-
draient difficiles ou seraient impossibles, à moins que
les personnes attachées à cette maison ne parlent les
deux langues.

Je ne connais pas assez les locaux disponibles dans
les départemens des haut et bas Rhin pour en indiquer
un que l'on puisse prendre pour l'affecter à ce service ;
mais je connais à Strasbourg deux bâtimens qui, par
leur exposition, leur situation, le nombre de salles,
les cours et jardins, conviendraient à une maison d'a-

liénés. L'hospice des enfans trouvés, aujourd'hui maison de travail, ou la commanderie de Saint-Jean, momentanément occupée par les enfans trouvés et abandonnés, qui doivent sous peu retourner à Stephansfeld, maison qu'ils occupaient avant la seconde invasion, seraient à mon avis les locaux dont l'un pourrait être destiné aux aliénés de plusieurs départemens. Chacune de ces maisons est vaste, bien aérée, placée dans un quartier salubre, munie de plusieurs cours et d'un jardin; le tout enclos et propre à un établissement de ce genre. Il faudrait, il est vrai, l'approprier à ce service et à sa distribution; les changemens à y faire me paraissent d'une exécution facile, et les dépenses ne seraient pas exorbitantes: on en aura d'ailleurs toujours moins à faire, si l'on dispose de l'une de ces maisons, que si l'on songeait à la construction d'un bâtiment. Il faudrait entrer dans de longs détails sur ces deux maisons, si je voulais essayer d'en donner la description; mais, comme j'anticipe sur l'opinion qu'émettra la Commission, il suffit, pour le moment, que je les indique comme propres à une maison centrale d'aliénés. Il est encore d'autres raisons qui doivent faire placer cet établissement dans les départemens du bas ou haut Rhin, et de préférence à Strasbourg. Presque tous les aliénés sont de la ville et des communes voisines; il y en a quelques-uns du département du Haut-Rhin et trois ou quatre qui sont étrangers à ces départemens. On ne verra jamais les Alsaciens envoyer sans répugnance leurs aliénés dans un autre département, et ils en auront surtout à les placer là où on ne parle point leur idiome; tandis qu'en plaçant cette maison d'aliénés dans l'un des départemens du Rhin, et à Strasbourg de préférence, on aura créé un établissement convenable pour les aliénés des deux départemens, et en même temps on aura amélioré leur sort pour le présent et l'avenir. En outre, sa position à Strasbourg, et conséquemment sur les frontières, dans une province voisine de pays où l'on parle la langue allemande, peut être la source d'un produit en recette, si l'on admet que cet établissement pourra recevoir des provinces voisines ou d'outre-Rhin des aliénés qui paieront pension. L'existence d'une Faculté de médecine à Strasbourg et l'enseignement public, militent également en faveur de son placement en cette ville.

Les renseignemens que j'ai fournis sur le service dont je suis chargé, prouvent combien il importe que l'on saisisse l'occasion offerte par le Gouvernement, pour donner aux aliénés des départemens des haut et bas Rhin un meilleur établissement. Il est temps que ce service soit placé dans une maison qui présente, dans sa distribution et ses dépendances, des moyens qui secondent le traitement physique et moral ; où une meilleure police intérieure pourra être établie ; où l'on pourra séparer les différentes espèces d'aliénation ; placer dans un local isolé ceux que l'on est obligé de mettre en reclusion, et faire jouir du degré de liberté compatible avec leur aliénation, ceux qui s'irritent de toute gêne apportée à leur mouvement.

Les finances des hospices de la ville de Strasbourg sont, je l'avoue, hors d'état de faire face aux dépenses qu'entraînera l'organisation d'une pareille maison centrale ; il serait donc juste qu'elle s'organisât aux frais des départemens qui feront partie de la circonscription topographique dans laquelle cette maison sera placée. La ville de Strasbourg pourrait fournir le local ; les aliénés indigens de la commune y seraient reçus gratuitement ; ceux des autres communes y seraient entretenus aux frais du département. Les aliénés qui ont de la fortune, seraient admis contre une pension pécuniaire qu'ils paieraient à l'établissement. La Commission administrative des hospices civils exercerait dans cette maison, sous le rapport de l'économie et du service, la même surveillance que dans les autres hospices de la ville.

Le régime, le traitement physique et moral, ainsi que celui des maladies incidentes des aliénés, seraient entièrement de la compétence du médecin de l'établissement; la partie économique et administrative reviendrait de droit à l'agent de surveillance ou directeur; la police intérieure de l'établissement et les moyens de répression seraient autant de la compétence du médecin que du directeur.

La translation des aliénés dans une autre maison rendrait disponible à l'hôpital civil plusieurs salles qui conviendraient aux octogénaires, placés dans de mauvaises mansardes, d'où ils ne descendent pas, pour se promener ou sortir, sans difficulté ou même quelque danger.

Je dois m'en tenir à ces vues générales sur l'organisation d'une pareille maison; car je ne pourrais être que l'écho des auteurs qui ont écrit sur cette matière si j'en disais davantage sur la meilleure manière de l'organiser. A l'époque où nous sommes, on sait très-bien ce qu'il faut pour créer un bon établissement de ce genre; on a réclamé depuis long-temps contre les abus, les vices et les défauts que présentent quelques hospices d'aliénés et les services établis dans les hospices; il serait temps que la voix des philanthropes fût écoutée et que l'on réalisât ce qu'ils ont demandé pour les malheureux que les passions, les malheurs ou une organisation vicieuse ont privés de la raison, cette belle prérogative de l'homme qui, plus que toute autre, lui assure le premier rang parmi les êtres animés. En mon particulier, je fais des vœux bien sincères pour qu'un meilleur ordre de choses remplace celui qui existe à Strasbourg; et je joins ma voix faible et timide à celle de ceux qui, plus que moi, ont le droit de demander et de se faire écouter; à la votre, Messieurs, qui, par votre savoir, votre expérience et vos lumières, jouissez à si juste titre de la confiance du Gouvernement qui vous a chargés de la mission importante que vous remplissez dans ce moment.

En donnant ces renseignemens, je me suis fait une loi de ne dire que la vérité; j'ai voulu faire connaître la situation de ce service sans exagérer le mal ou louer inutilement le bien. J'ai surtout voulu éviter ce ton déclamatoire et hyperbolique qu'empruntent souvent des écrivains pour donner du poids à leurs assertions et renforcer les couleurs sombres de leurs plaintes exagérées.

Je joins à ces renseignemens la copie de l'Extrait des délibérations de la Commission administrative des hospices civils qui concerne ce service (voyez les pièces à l'appui), et celle du Rapport que j'ai rédigé, conjointement avec mon confrère M. Schahl.

J. RISTELHUEBER.

Rapport à la Commission administrative des hospices civils. [1]

Par MM. Schahl et Ristelhueber, médecins à l'hôpital civil.

Strasbourg, le 26 Mars 1816.

Messieurs les Administrateurs,

Honorés de votre confiance dans les fonctions auxquelles vous nous avez appelés, nous croyons qu'il est de notre devoir de vous rendre compte de la situation du service dont nous sommes chargés. Nous n'hésitons pas à le faire, Messieurs les Administrateurs, parce que nous savons combien vous êtes disposés à accueillir tout ce qui peut être utile à l'établissement et avantageux aux malades qui s'y trouvent ; nous pensons même que vos vues ne seraient pas remplies, si, contens de prendre un service pour l'assurer comme du passé, nous négligions de vous instruire des changemens qu'il réclame et des améliorations dont il est susceptible ; mais, ne pouvant les embrasser tous dans ce rapport, nous nous bornons à vous entretenir de ceux qui nous paraissent essentiels et urgens.

Mus par de tels motifs, nous ne craignons pas de signaler les abus et les vices qui se présentent dans ce service : nous espérons même, Messieurs les Admi-

---

1 Ce mémoire a été adressé à la Commission administrative des hospices, trois ans avant les renseignemens précédens.

nistrateurs, que vous applaudirez à l'intérêt particulier que nous inspire dans les premiers jours de notre exercice, une classe de malades confiés à nos soins, et c'est dans cette persuasion que nous nous félicitons de fournir à votre bienveillante sollicitude l'occasion de mériter de plus en plus de l'humanité souffrante. Nos réflexions ne peuvent manquer de fixer votre attention ; elles vous détermineront sans doute à prendre, au moins autant que les circonstances le permettent, des mesures pour introduire un meilleur ordre de choses dans cette partie du service où se trouvent les convulsionnaires et les individus dont la raison est égarée ou irrévocablement perdue.

Les salles qui sont destinées aux hommes et aux femmes atteints de maladies internes, ne nous ont offert aucun inconvénient majeur ou vice essentiel qui puisse contrarier le traitement médical ou le faire échouer. Nous n'en dirons pas autant de la salle dite des convulsionnaires, où l'on place indistinctement les épileptiques et les convulsionnaires d'une date ancienne ou récente, les maladies nerveuses ou convulsions qui peuvent offrir une chance de guérison et celles que l'on peut regarder comme incurables.

Tous ces malades sont réunis dans la même salle et s'y trouvent même à l'étroit ; le médecin trouve dans la même enceinte l'épilepsie, les convulsions effrayantes, la danse de Saint-Gui et d'autres maladies nerveuses.

Des vues d'économie et de bonnes intentions ont sans doute fait adopter cette mesure, et l'on a cru bien faire en réunissant dans la même salle les maladies qui ébranlent le système nerveux et déterminent des mouvemens extraordinaires chez ceux qui en sont atteints. Mais, nous ne craignons pas de le dire, l'on a plutôt eu en vue la tranquillité des autres malades, avec lesquels ces individus convulsionnaires ou épileptiques étaient primitivement confondus, que le rétablissement de ces derniers, ou, si l'on ne veut pas adopter cette opinion, il faut, pour s'en rendre raison, remonter jusqu'à une époque où la superstition, les préjugés et l'insuffisance de l'art, faisaient regarder ces maladies comme incurables, parce que certaines pratiques mystiques ne leur avaient pas rendu la santé, et dès lors il était assez naturel qu'on les réunît pour ne plus s'occuper de leur traitement. Mais cette explication serait peu honorable pour notre ville; car elle donnerait à croire que, malgré les progrès de la civilisation et la propagation des lumières, on n'a pas fait disparaître des abus et des défectuosités qui ne doivent leur origine qu'à des préjugés depuis long-temps repoussés.

Quoi qu'il en soit, il est évident pour tout médecin instruit et pour tout homme éclairé, qu'en réunissant ces malades, c'est les placer dans des conditions défavorables à leur guérison et les exposer à des causes fréquentes de récidive; nous croyons même que par là on s'est interdit tout succès dans le traitement de ces maladies; premièrement, parce qu'une épilepsie récente ou maladie convulsive, placée au milieu des convulsionnaires et des épileptiques, ne peut que s'exaspérer et se reproduire plus fréquemment, que si l'individu atteint de cette maladie était isolé et n'avait pas sous les yeux le spectacle réitéré des convulsions et de l'épilepsie.

On sait d'ailleurs que les affections nerveuses sont caractérisées par une grande tendance à la récidive, et que la cause la plus légère peut déterminer le retour des accès; mais quoi de plus actif pour produire ce résultat, que la vue des symptômes de la même maladie? et peut-on espérer la guérison d'une épilepsie ou maladie convulsive récente, si ces malades se trouvent dans une salle où d'autres individus leur offrent tous les jours le spectacle des accès épileptiques ou convulsifs? — Indépendamment de l'espèce d'effroi qu'ils éprouvent à la vue de cette scène affligeante, ils ont sous les yeux la maladie pour laquelle ils se trouvent à l'hôpital; ils voient les mouvemens extraordinaires qui parfois les agitent, et entendent les cris perçans qu'ils poussent : que d'impressions vives et pénibles, que de réflexions tristes et désespérantes pour ces malades! quelle déplorable situation que la leur! Ils voient leur maladie en voyant les accès des autres, et, témoins de l'incurabilité d'un grand nombre, ils désespèrent trop souvent de leur propre rétablissement. Quoique l'on ne gagne pas une maladie de ce genre en la voyant, il n'est pas douteux que par la force de l'imitation, penchant inné qui nous porte à répéter les actes que d'autres exécutent, les personnes dont le système nerveux présente une grande mobilité et susceptibilité, et surtout celles qui sont déjà épileptiques ou convulsionnaires, obéissent davantage à l'empire de cette force, et c'est par elle que leurs accès se répètent plus souvent lorsqu'ils vivent habituellement avec des épileptiques ou des convulsionnaires.

Ainsi tout concourt dans une salle organisée comme celle de l'hôpital civil, à provoquer des récidives qui entretiennent et fortifient la maladie; car la reproduction des accès finit par introduire dans les organes, et particulièrement dans le système nerveux, cette grande tendance au retour d'accès subséquens.

Il est donc démontré par nous que l'état d'un épileptique ou convulsionnaire, placé dans une salle où il y a des individus atteints de la même maladie, doit s'aggraver, que les accès doivent se reproduire plus souvent, et que la maladie devient opiniâtre et incurable;

tandis que, si elle avait été isolée ou placée dans d'autres conditions, elle pouvait présenter une terminaison plus heureuse : nous pourrions citer à l'appui de cette assertion des faits que nous avons observés à l'hôpital et nous étayer de l'expérience des autorités les plus respectables en médecine, si nous n'étions pas retenus par la crainte de devenir diffus et de vous fatiguer par des citations.

En faisant connaître, Messieurs les Administrateurs, les inconvéniens graves que nous offre la salle dite des convulsionnaires, nous nous imposons aussi l'obligation d'indiquer comment on peut les éviter. Nous pensons d'abord que chaque malade doit occuper une chambre particulière; il faut que les accès de l'un ne se passent pas sous les yeux des autres; il faut surtout que les épileptiques d'une date récente ne voient pas les accès des individus atteints de la même maladie. Nous sommes tellement convaincus de la nécessité et de l'importance de ces précautions, que nous préférons placer un épileptique ou convulsionnaire d'une date récente dans toute autre salle au milieu des maladies qui n'ont aucun rapport avec l'épilepsie ou les convulsions, que de le voir dans celle qui leur est maintenant affectée.

Ne pourrait-on pas placer ailleurs les épileptiques et convulsionnaires incurables? On serait alors à même de tirer un meilleur parti de la salle actuelle et d'y établir des cellules ou petites chambres; au surplus, quelle que soit la résolution que prenne l'Administration, nous insistons sur l'établissement d'un certain nombre de petites chambres dans la salle des convulsionnaires, afin que l'on puisse y placer ceux dont les accès sont fréquens et effrayans par leur durée et leur force, ainsi que les épileptiques et convulsionnaires d'une date récente dont on peut espérer la guérison par un traitement méthodique et soutenu.

Le service des aliénés offre encore de plus grandes défectuosités; la disposition et la distribution du local sont vicieuses, l'on ne trouve aucune distinction judicieuse ou médicale parmi ces malades. C'est, comme l'a dit M. le Vice-président [1] de la Commission, *la partie honteuse* de l'hôpital. En effet, on n'a pour ainsi dire pensé qu'à la distinction des sexes et à la séquestration des fous dangereux ou turbulens : voici tout ce que ce service présente d'avantageux; tout le reste est omis ou vicieux.

Dans l'état actuel, une salle commune ou principale dans laquelle il y a des lits et plusieurs loges, réunit les hommes aliénés; le fou incurable est placé à côté de la folie récente, l'idiot est près du mélancolique; le fou qui se livre à une gaieté bruyante aigrit le fou taciturne; les propos obscènes de l'érotomane scandalisent et démontent le fou bigot : les contrastes sont réunis et se choquent; la manie de l'un exaspère celle de l'autre, et parfois les vociférations d'une folle furieuse et renfermée dans une loge, troublent le sommeil de tous et provoquent les accès de manie chez plusieurs autres : tel est le spectacle qui ne s'offre que trop souvent aux yeux de l'observateur.

La salle des femmes folles offre les mêmes inconvéniens que celle des hommes.

Cet exposé montre d'abord que la folie récente et

---

[1] Feu M. Frantz, Conseiller de Préfecture, Professeur en droit et Chevalier de l'ordre royal de la Légion d'honneur, savant modeste, citoyen vertueux, administrateur juste et plein d'humanité, qui n'eut qu'une seule passion, celle de faire le bien et d'obliger ses semblables : il vécut assez pour nous édifier par l'exemple d'une carrière honorable et utile; mais il fut enlevé trop tôt à ses amis, à l'enseignement et à l'administration publique. Sa mémoire toujours en vénération et des regrets qui le suivent au-delà de la tombe, rendent un hommage pur et mérité au savoir modeste et aux vertus de cet homme de bien.

susceptible de guérison se trouve parmi les fous incurables ou des individus atteints de manie invétérée, et qu'il n'a été établi aucune distinction entre les différentes espèces d'aliénation : une pareille confusion contrarie non-seulement le traitement, mais le fait ordinairement échouer; enfin, puisqu'il faut le dire, il est impossible d'y établir un traitement moral, tant que ce service restera tel que nous l'avons trouvé. Comme les épileptiques et les convulsionnaires, les maniaques sont exposés à des récidives d'accès de manie, parce qu'ils ont sans cesse sous les yeux d'autres aliénés : ces récidives lèsent de plus en plus les facultés morales de ces individus et les prédisposent à des rechutes subséquentes, et c'est au milieu de gens qui déraisonnent sans cesse ou chez lesquels la pensée est oblitérée, que l'aliéné d'une date récente doit, à l'hôpital civil, recouvrer l'intégrité de ses facultés mentales !

La salle près des bains, où l'on a établi quelques loges pour les fous dangereux par accès, vaut infiniment mieux que celle qui se trouve à gauche : celle-ci est froide, humide, obscure et conséquemment mal-saine; c'est véritablement un cachot étroit qui devient parfois un cloaque : à peu de distance de l'entrée on a placé un fumier et établi un réservoir pour l'eau et toutes sortes d'immondices, dont on respire les émanations en passant, et dont l'influence malfaisante ne laisse pas d'agir sur les individus qui s'y trouvent.

On ne peut voir ce local sans gémir et s'apitoyer sur le sort des malheureux qu'il renferme. La réputation de notre ville, celle de l'établissement et les droits de l'humanité, en réclament impérieusement la suppression; car plus d'une fois il a excité l'indignation de l'étranger et toujours la compassion de ceux qui l'ont visité. Cette indignation nous paraît juste; car, le fou n'étant pas un criminel qu'il faut plonger dans un cachot, mais un malheureux qu'il faut plaindre et soigner, on ne voit pas sans étonnement que dans une ville dont les habitans se distinguent par leur bienfaisance et les magistrats par leurs lumières, et où l'on trouve des établissemens bien organisés, quelques fous n'y soient pas mieux traités que les hommes flétris par le crime et condamnés à une peine afflictive et infamante.

Si l'on avait un local assez spacieux et commode pour les aliénés, il faudrait le distribuer d'une manière convenable, en faire plusieurs départemens; l'un pour les fous furieux, ou ceux qu'on est obligé de mettre en reclusion; un second, pour les fous incurables ou les aliénations invétérées; un troisième, pour les aliénations récentes; un quatrième, pour les aliénés qui sont pris de maladies incidentes; enfin, un cinquième, pour les aliénés convalescens. Plusieurs cours vastes et bien fermées, où ils peuvent errer librement, devraient nécessairement faire partie de l'établissement; mais quel que soit le local que l'on destine à des aliénés, il faut que, par sa distribution, on puisse :

1.° Tenir les diverses sortes d'aliénés dans une espèce d'isolement;

2.° Séparer les plus agités et les furieux d'avec ceux qui sont tranquilles;

3.° Empêcher les communications entre eux. Ailleurs, en France, en Angleterre, etc., on occupe les aliénés, on les astreint à un travail mécanique : cette mesure offre un véritable moyen de guérison pour quelques-uns, et dans tous les cas elle seconde le traitement physique et moral. Cet exemple donné par d'autres établissemens devrait trouver son application à l'hôpital de Strasbourg.

Depuis que nous le fréquentons, nous avons remar-

qué que l'on se décide trop facilement à renfermer dans
une loge obscure tout aliéné qui se livre à des actes
d'une folie turbulente ou à d'autres actions qui ne
compromettent pas son existence ni celle des autres,
tandis qu'il serait plus convenable et plus judicieux
de se servir de la camisole. Les douches aussi, comme
moyen de répression, n'y sont pas établies. Cependant
l'emploi de la camisole et de la douche dispense souvent de mettre des aliénés en reclusion.

On peut en dire tout autant de l'appareil de répression que le surveillant organise en réunissant plusieurs préposés aux salles des aliénés : cette supériorité
de forces que l'on oppose à un aliéné qui se permet
quelques actes de violence, le ton impérieux que
prend le surveillant, ses menaces sans coups, produi-
sent quelquefois un changement soudain et rétablissent le calme; mais pour l'application de ces moyens,
et en général pour la surveillance et la direction des
aliénés, il faut que le médecin soit secondé par un
employé instruit qui s'impose l'obligation de ne re-
courir à des voies de rigueur, à la reclusion, par
exemple, qu'après avoir épuisé toutes les ressources
de la persuasion et tous les moyens que nous avons
indiqués, telles que la douche et la camisole.

Nous n'ignorons pas que les temps ne sont pas assez
heureux pour permettre à l'Administration de faire construire un local d'après les principes que nous avons
adoptés; nous éloignons même cette proposition, parce
qu'elle ne pourrait être suivie d'aucun effet, et nous nous
contenterons de proposer quelques améliorations qui
nous paraissent indispensables.

La salle principale des hommes, placée au centre
du bâtiment, pourrait être partagée par un mur en
deux salles : dans la première on pourrait placer les
fous incurables, non dangereux pour eux-mêmes et

les autres, les idiots et les crétins au premier degré.

Dans la seconde, les fous furieux, dangereux pour eux-mêmes et pour les autres. Cette seconde salle devrait nécessairement être garnie de loges en nombre suffisant.

L'Administration pourrait disposer de toutes les salles du rez-de-chaussée sous la clinique interne; elle assignerait d'autres salles aux galeux : on pourrait y établir trois salles; l'une pour les fous incurables et les idiots, etc.; la seconde, pour les folles d'une date récente ou ancienne qu'on espère traiter avec succès.

Dans celle-ci, il faudrait autant de chambrettes ou cellules que l'espace permet d'en établir.

Pour les hommes, même disposition et même distribution que pour les femmes folles d'une date récente ou d'une date ancienne avec espoir de guérison.

Ci-joint, Messieurs les Administrateurs, vous trouverez à peu près le plan de cette distribution. (Voyez la planche n.° 1.)

En vous proposant des changemens pour ce service, nous n'avons jamais perdu de vue l'économie et l'état fâcheux dans lequel se trouvent les finances des hospices. Au lieu de demander un autre local ou de proposer la construction d'une maison pour les aliénés, nous avons cherché a tirer parti de celle qui existe. Nous croyons avoir montré une grande modération dans les demandes que nous avons faites, et si l'on nous tient compte de la circonspection avec laquelle nous avons demandé, elles ne manqueront pas d'être accueillies. Nous avons tout lieu de l'espérer, parce que nous ne croyons pas qu'une Commission dont les membres sont aussi distingués par leurs lumières que par leur sollicitude pour le bien des hospices, et que préside un magistrat vertueux et éclairé, dont la première pensée dans l'exercice de son autorité fut pour un établissement de bienfaisance en faveur des indigens valides et des enfans pauvres, veuille nous réserver la triste consolation d'avoir plaidé inutilement pour ces malades, et d'avoir formé des vœux et des demandes stériles pour l'amélioration de leur sort.

Nous avons l'honneur, Messieurs les Administrateurs, de vous offrir l'hommage de notre profond respect.

SCHAHL et RISTELHUEBER.

SUPPLÉMENT aux renseignemens donnés sur le service de santé des aliénés établi à l'hôpital civil de Strasbourg. [1]

LORSQUE le sort des aliénés fixa l'attention du Gouvernement, une Commission fut chargée de lui indiquer les moyens de l'améliorer. Des médecins qui se sont plus spécialement occupés du traitement de ces maladies, furent chargés de cette honorable mission: on devait, d'après cela, espérer que l'on ne s'en tiendrait pas à s'instruire de ce qu'il faudrait faire; mais que l'on ferait quelque chose pour atteindre ce but: quoiqu'il en soit, on est toujours réduit à former des vœux pieux pour que l'on ne se contente pas de projets sans résultats ou de ces intentions philanthropiques proclamées avec fracas, sans donner suite à ce qu'elles présentaient de beau et d'utile. Après avoir si souvent espéré que l'on s'occuperait sérieusement de cet objet, faut-il renoncer à voir un jour dans ce genre des établissemens en rapport avec les lumières du siècle et le degré de civilisation auquel nous sommes arrivés? J'éloigne de moi une idée si peu consolante, et j'aime mieux espérer que le Gouvernement ne voudra pas léguer à la postérité des monumens qui attesteraient une indifférence et une légèreté qui pourraient un jour nous attirer un reproche d'inhumanité, si difficile à concilier avec la sensibilité compatissante des Français. Une plume plus savante et plus habile que la mienne, offrira bientôt au Gouvernement le tableau de la situation de ces services; M. le docteur

---

1 Ce supplément a été provoqué par l'Administration supérieure; voyez les pièces à l'appui.

Esquirol s'est chargé de ce travail important. La part que je prends aujourd'hui à l'impulsion donnée vers un objet qui intéresse tout à la fois le Gouvernement et l'humanité, ne peut être que circonscrite, et je dois me renfermer dans les limites que m'assigne ma position : je ne parlerai donc que du service de santé des aliénés dont je suis chargé, et de ce qu'il conviendrait de faire pour améliorer leur sort dans ce département. J'ai fait connaître dans mon premier rapport la situation de ce service ; le peu de bien qu'offre le local dans lequel il est placé, les vices et défectuosités en grand nombre qu'il présente. En parlant de l'amélioration de ce service, je me suis prononcé en faveur d'une maison spéciale et centrale d'aliénés pour plusieurs départemens, et surtout pour les deux départemens qui formaient l'Alsace ; enfin, j'ai indiqué plusieurs locaux, dont l'un pouvait devenir une maison centrale. C'est sur ce dernier point que je reviens pour appeler l'attention de l'Autorité sur un local qui conviendrait mieux encore à cette destination que ceux que j'ai indiqués dans mon premier rapport.

J'avais indiqué l'ancienne commanderie de Saint-Jean et l'école de travail, comme deux locaux dont l'un ou l'autre pouvait convenir pour une maison centrale : M. le Préfet Decazes, auquel mon mémoire avait été renvoyé, tout en reconnaissant l'utilité d'un établissement spécial pour ce service, ne parut pas disposé à proposer l'un de ces locaux pour cette destination ; la maison de force lui parut préférable, et pour l'avoir à sa disposition, il conçut le projet de faire transférer une partie des prisonniers de cette maison à Haguenau et de répartir les autres dans les prisons de la ville, chose qu'il croyait praticable, en utilisant, d'après ces vues, la prison qui est en construction derrière le tribunal : c'est donc la maison de force qu'il voulait

destiner à une maison centrale, mais en y réunissant
par une clôture le grand jardin de Sainte-Marguerite.
On devait aussi y laisser l'annexe de l'hôpital civil, qui se
serait trouvée dans l'enclos. Il faut avouer que ce local,
réuni au grand jardin de Sainte-Marguerite, les cours,
sa position et sa distribution, le rendaient très-propre
à un pareil établissement. Je ne cherche pas à savoir
jusqu'à quel point la chose eût été praticable sous le
rapport des prisonniers qu'il fallait transférer ailleurs;
mais je conviens que la distraction de ce local aux
prisons pouvait contrarier le plan d'amélioration de
ces établissemens, qui devait aussi se présenter à la
sollicitude de l'Administration supérieure. Aujourd'hui
on paraît avoir abandonné l'idée de M. Decazes, et
j'entrevois qu'en s'occupant de l'amélioration des prisons, on ne saurait le faire en enlevant à ces établissemens un local aussi considérable, surtout si on a
le projet de supprimer les tours; car, pour améliorer
le sort des prisonniers, ce n'est pas moins de place
qu'il faut leur donner, mais plus d'emplacement qu'il
faut trouver. Je ne reviens donc pas sur le projet de
M. Decazes pour en soutenir les avantages; car, en
s'occupant de l'amélioration du sort d'une classe de
malheureux, il ne faut pas rendre difficile celle des
établissemens destinés aux prisonniers, qui, s'ils n'ins-
pirent pas autant d'intérêt que ceux des aliénés, réclament
ment cependant tout ce que l'humanité et une bonne lé-
gislation peuvent leur accorder.

La commanderie de Saint-Jean présente un local
bien ouvert, et l'on y trouve plusieurs cours et un
jardin; mais l'enclos n'en est pas assez vaste, et l'on
trouverait de la difficulté à donner à chaque division
d'aliénés une cour particulière. L'école de travail offre
à la vérité plusieurs cours et un grand jardin. Ce dernier surtout l'emporte par son étendue sur celui de

Saint-Jean; mais on n'y trouve pas plusieurs bâtimens séparés, et les cours ne me paraissent pas assez grandes; aussi ces deux locaux présentent des inconvéniens qu'il faudrait faire disparaître à grands frais, et dont plusieurs ne pourraient pas même être écartés. Il est incontestable que la maison de force, augmentée du jardin de Sainte-Marguerite, comparée dans sa position, sa distribution et l'enclos qu'elle offrirait, mériterait à tous égards la préférence sur les deux autres locaux dont il vient d'être fait mention; mais je ne me suis pas dissimulé qu'une pareille destination pourrait être en opposition avec le projet d'amélioration des prisons de cette ville.

Tout près de la maison de force est situé l'ancien couvent de Sainte-Marguerite, où l'on établissait dans les temps de guerre le plus souvent un hôpital, rarement une caserne, et qui sert aujourd'hui à la Régie d'entrepôt pour les tabacs en feuilles. Ce local est isolé, bien situé, environné de jardins; il offre en été le spectacle de la végétation; on y trouve plusieurs cours, quelques-unes sont grandes; le grand jardin présente une étendue de terrain considérable; il se compose de plusieurs bâtimens séparés, et il se prêterait à une répartition judicieuse des aliénés. Tout le terrain appartenant à cet établissement, est clos par un mur élevé. Ce local est placé dans un lieu salubre et bien aéré; de toutes parts il est séparé des habitations voisines, aussi la tranquillité et le repos des voisins ne pourraient en aucune manière être troublés par la présence de ce service : c'est à mon avis de tous les locaux à Strasbourg, celui qui conviendrait le plus à une maison centrale, et si je ne l'ai pas indiqué dans mes premiers renseignemens, c'est que je le savais occupé, tandis que Saint-Jean était vacant et l'école de travail était à la veille de l'être. L'idée de réunir le jardin de

Sainte-Marguerite à la maison de force, contrariée par les vues d'amélioration des prisons, m'a déterminé depuis à examiner sérieusement si le couvent de Sainte-Marguerite ne méritait pas la préférence sur les autres locaux. J'en suis aujourd'hui bien convaincu, et c'est ce local que j'indique comme pouvant mieux que tout autre recevoir cette destination, si l'on ne veut pas se décider à construire une maison centrale pour ce service.

Je n'ignore pas que ce local est à la disposition du Ministre de la guerre, et qu'on n'a pu en disposer que provisoirement en faveur de la Régie, mais depuis long-temps on projette un échange qui consisterait à céder à l'Administration militaire l'école de travail ou ancien hospice des enfans trouvés, contre le couvent de Sainte-Marguerite et la commanderie de Saint-Jean. Si le Ministère de la guerre et l'Administration locale pouvaient tomber d'accord sur ce point, on pourrait alors assigner au couvent de Sainte-Marguerite la destination à laquelle je le crois plus propre que tout autre local de cette ville, et je ne pense pas qu'alors on voudrait mettre en question, s'il faut préférer la création d'un bon établissement pour les aliénés, ou conserver à la Régie un entrepôt sûr pour les tabacs : il me semble qu'en pareille occurrence l'intérêt des hommes atteints d'une maladie qui les fait séquestrer de la société, doit prévaloir, et que les droits de l'humanité doivent l'emporter sur les prétentions d'une Administration fiscale ; d'ailleurs, on trouvera toujours facilement un autre local pour la conservation des tabacs, tandis que je n'en vois pas d'autre à Strasbourg qui réunisse autant de conditions avantageuses au service qu'il s'agirait d'y établir.

Comme le couvent de Sainte-Marguerite présente un grand emplacement et plusieurs bâtimens, il est à présumer qu'on y trouverait plus de place qu'il n'en faudrait pour les aliénés de deux ou trois départemens. Si ce que je présume est vrai, l'Administration des hospices pourrait saisir cette occasion pour y placer les épileptiques et les convulsionnaires des deux sexes de l'hôpital civil : cette réunion de maladies différentes dans des quartiers séparés du même établissement, ne peut présenter aucun inconvénient, car l'épilepsie et la manie sont assez souvent réunies chez le même individu, et dans une maison de maniaques il y a toujours quelques aliénés épileptiques. Une autre raison milite en faveur de cette translation : les femmes atteintes de convulsions ou d'épilepsie, sont mal placées à l'hôpital civil ; elles occupent une salle à côté d'une autre salle de malades, et souvent la tranquillité et le sommeil de ces derniers sont troublés par les cris et les accès des premières : mon assertion énonce un fait, qui ne peut être contredit par personne. En évacuant les aliénés et les épileptiques de l'hôpital civil, l'Administration des hospices pourrait peut-être trouver assez de place disponible dans ce dernier établissement pour y faire rentrer la population de l'annexe, et conséquemment en provoquer la suppression. Si cette répartition des malades ne convenait pas, on pourrait en adopter une autre, supposant toujours que l'on veuille destiner Sainte-Marguerite à recevoir des aliénés et des épileptiques ; on pourrait aussi y transférer les galeux et les vénériens, malades qui ne peuvent nullement être gênés ou troublés, et moins encore nuire par leur présence, attendu qu'ils ne peuvent pas sortir de leurs salles, et replacer les infirmes et incurables dans les salles devenues vacantes à l'hôpital civil par l'évacuation des aliénés et des épileptiques. On voit qu'en liant la création d'un autre établissement à l'amélioration d'autres services, et qu'en adoptant l'une ou l'autre des mesures que j'indique, il en résulterait plus d'un avantage ; qu'on procurerait aux aliénés de plusieurs départemens un bon établissement ; que les épileptiques seraient aussi mieux placés ; que la suppression de l'annexe (voyez la note *c*) deviendrait possible, et que la prison reprendrait un local, celui de l'annexe, dont elle peut se passer, mais qui peut être utile et nécessaire, si dans des vues d'amélioration on veut faire jouir les prisonniers d'un plus grand emplacement.

J'aurai rempli ma tâche dans cette circonstance, si, rendant hommage à la vérité et évitant l'erreur, j'ai signalé le mal et indiqué le bien. Il ne me reste qu'à désirer de n'avoir pas révélé inutilement l'un et l'autre; on a tout lieu de l'espérer, si, au lieu de se perdre en projets, on marche directement vers le but, ou l'amélioration du sort des aliénés, qui ne peut avoir lieu qu'en les plaçant dans un meilleur local ; mais, pour l'atteindre, il ne faut pas qu'une économie mal entendue s'effraie de toute dépense, et que l'on craigne d'avoir un économat de plus. Si l'on s'arrête à la vue d'une augmentation des dépenses et des premiers frais d'établissement, il n'est pas douteux que l'on restera toujours immobile, que les meilleurs projets ne seront pas suivis d'exécution, et que, tout en se plaignant de l'état actuel des choses, on les laissera telles qu'elles sont, en remettant à un autre temps un changement dont on sent toute l'importance et l'utilité. (Voyez la note *b*.)

Strasbourg, le 9 Février 1821.

J. RISTELHUEBER.

DEMANDE adressée à la Commission administrative des hospices civils. [1]

Strasbourg, le 1.er Décembre 1823.

MESSIEURS,

Dans la lettre du 14 Mars 1821 (voyez les pièces à l'appui), que M. le Maire me fit l'honneur de m'écrire sur le service des aliénés de l'hôpital civil, ce magistrat me demanda : « Pensez-vous, Monsieur, qu'en « faisant quelques nouvelles constructions à notre hos- « pice, même dans les bâtimens occupés par nos alié- « nés, et par un accroissement de terrain, tel que « celui d'un jardin qui existe à droite, on pourrait « ménager à nos aliénés les divisions les plus impor- « tantes ? »

J'ai répondu négativement à cette question, en ce sens que l'on ne pourrait pas arriver à ce résultat sans faire de grandes dépenses ; qu'il faudrait démolir beaucoup avant de reconstruire ; qu'avec ce local et le terrain actuel, accru du jardin à droite, plus les constructions que l'on serait disposé à faire, on n'en ferait pas une maison d'aliénés où se trouveraient réalisés tous les vœux de ceux qui ont offert des modèles dans ce genre ; bref, qu'après tout, elle laisserait encore beaucoup à désirer. Mais je reprends aujourd'hui cette interpellation de M. le Maire, sous le rapport d'une amélioration importante, qui, si elle était accueillie, en préparerait d'autres : elle me paraît la plus im-

---

1 Voyant ce service toujours dans le même état, et désespérant de le voir dans un meilleur local, je crus devoir demander cette amélioration dont le besoin se fait sentir à chaque instant.

portante et la plus nécessaire; elle est énoncée implicitement dans la question proposée par M. le Maire; il serait facile d'en relever tous les avantages qui en résulteraient pour le service et le traitement de ces malades, mais il suffira d'indiquer les circonstances qui la réclament pour en faire ressortir toute l'utilité.

Rien de plus vicieux et de plus contraire à l'ordre et au traitement des aliénés, que cette communication libre et facile entre les hospitaliers et les aliénés, sollicitée et souvent tolérée entre les personnes du dehors et ceux-ci! A une autre époque, il a été défendu à tout individu de communiquer avec un aliéné sans la permission du médecin : cette défense n'a pas été rapportée, mais elle est éludée à chaque instant, et il est presque impossible d'en assurer l'exécution, à moins que l'on ne tienne tous les aliénés sous clef, ce qui n'est pas possible, et la chose serait encore plus défectueuse que la communication libre et facile dont je me plains.

Quoique des salles particulières soient affectées à chaque sexe, il n'y a pas de cour pour chacun d'eux: hommes et femmes aliénés se promènent et se rencontrent dans le même lieu; les pensionnaires et les malades s'y rendent également.

L'évasion des aliénés sera facile, tant qu'il n'y aura pas d'enclos.

Tous ces inconvéniens graves, sous tous les rapports, et plusieurs autres, qu'il est inutile de signaler, subsisteront à l'hôpital civil, et pour ce service, tant que l'on ne fera pas un enclos; mais rien de plus facile que de mettre à exécution ce que j'indique : on peut, même avec une dépense qui ne serait pas très-considérable, enclore ce service et y trouver deux cours, une pour chaque sexe. Tous les inconvéniens que je signale, et d'autres défectuosités, disparaîtraient, si l'on adoptait cette idée, dont il faut chercher la source dans l'interpellation de M. le Maire, textuellement reproduite au commencement de cette lettre. Alors seulement quelques constructions pourront être faites dans l'enclos; mais celles-ci doivent être subordonnées aux besoins du service, au nombre des aliénés, et se trouver d'accord avec les divisions que le médecin croit devoir établir parmi ces malades; mais je m'arrête, parce que d'autres détails à ce sujet seraient anticipés.

Il est inutile que j'insiste davantage, d'une part sur les inconvéniens et défectuosités que présente l'état actuel des choses; de l'autre, sur les avantages et le bien que promet celui que je sollicite et que je désire obtenir pour ce service.

La description de l'enclos, du terrain et des parties qui y seraient renfermées, serait de trop, puisque chacun peut voir et s'en faire une idée; cependant, pour l'intelligence de la distribution du local, je joins à ma lettre un petit plan, qui me dispense d'en dire davantage. (Voyez la planche n.° 2.)

La Commission a arrêté que deux cuves à couvercle seraient placées dans une chambre que j'ai indiquée, attenant à ce service, et que des douches y seraient établies; jusqu'à présent on ne s'est pas occupé de l'exécution de la décision que je rappelle.

J'ai l'honneur d'être, avec une considération distinguée, Messieurs, votre respectueux et obéissant serviteur,

RISTELHUEBER.

Notice sur l'état actuel des aliénés à l'hôpital civil de Strasbourg. [1]

Par M. FODERÉ.

J'AVAIS décrit dans mon Traité du délire (tom. I.ᵉʳ page 190, Paris, 1817), l'état des aliénés à Strasbourg, où ils sont logés dans un quartier de l'hôpital civil, tel qu'il était aux années 1814, 1815 et 1816, et je crois encore utile actuellement de tenir éveillée l'attention du public sur cet important sujet, en rendant compte de la situation présente de ce service et de quelques améliorations qu'il a reçues depuis dix ans. Peut-être que, de même que les méndians obtiennent l'aumône et les intrigans des places à force d'opiniâtres sollicitations, de même aussi les amis du bien obtiendront-ils enfin de le voir opérer, à force de revenir souvent sur le même sujet. On a d'autant plus cet espoir, que chacun maintenant peut voir de ses propres yeux que la folie est devenue une maladie très-commune ; que ceux qui s'en croient le plus à l'abri, en peuvent être attaqués au moment où l'on s'y attendait le moins, et qu'alors les personnes qui s'intéressent à leur sort, seraient bien aises qu'il y eût, pour ces

---

1 Cette Notice, détachée d'un plus grand travail, avait une autre destination ; mais M. le D.ʳ Ristelhueber m'ayant parlé d'un recueil qu'il allait publier sur cette branche du service médical dont il est chargé, je la lui ai remise pour la joindre, s'il le voulait, à son travail.

malheureux, non simplement des endroits pour s'en débarrasser, mais des asiles pour les guérir, comme l'humanité et la loi le demandent, et des médecins en état de s'en acquitter, ce qui ne pourra guère avoir lieu, tant que subsistera dans les diverses provinces du royaume l'indifférence des hommes en autorité, à réaliser les préceptes tracés par les maîtres éclairés et bienfaisans qui se sont distingués dans le traitement de l'aliénation mentale.

En 1814, le quartier des fous de l'hôpital de Strasbourg renfermait 46 malades des deux sexes; il y en avait 66 en 1816, et au 1.er Août 1825 l'on en compte 72, dont 42 hommes et 30 femmes, nombre que le local ne pourrait dépasser.

L'on peut classer comme il suit les 72 malades : affectés de mélancolie seulement, 5 ; de manie générale, 31 ; de monomanie ou manie partielle, 13 ; de démence, 16 ; de stupidité ou d'idiotisme, acquis ou congénial, 3 ; sourds-muets, qu'on peut réputer idiots, dont j'en avais déjà vu 2 en 1816, maintenant 4 : total, 72.

Parmi les maniaques se trouvent quatre sujets qui sont en même temps épileptiques, nombre plus grand en 1814 et 1816, et quelques-uns qui sont devenus sourds et tombés dans un état de démence quelquefois furieuse.

Ces 72 malades, divisés d'après les présomptions de leur curabilité ou de leur incurabilité, présentent par aperçu les proportions suivantes; savoir : 58 incurables; 10 dont la guérison est douteuse; 2 qui présentent quelque probabilité, et 2 dont la guérison offre une certitude. L'on ne saurait être étonné du petit nombre de ceux qui offrent des chances de succès, respectivement aux incurables, si l'on considère 1.° que plusieurs de ces aliénés existaient déjà en 1814 ; 2.° que ces malades arrivent rarement à l'hospice au début de l'aliénation, mais seulement après avoir été long-temps négligés ou avoir subi plusieurs traitemens infructueux, administrés par l'ignorance et l'empirisme; que d'ailleurs il est extrêmement rare qu'on obtienne des renseignemens précis sur les causes primitives de l'aliénation, et sur les moyens employés dès le principe pour la détourner; 3.° que l'on place dans ce service des pensionnaires atteints de démence amenée par la décrépitude, conséquemment incurable; des épileptiques-maniaques; des individus atteints d'idiotisme congénial et de crétinisme; 4.° enfin, pour ceux qui sont susceptibles de guérison, l'on peut affirmer que ce peu de succès dépend en majeure partie des défauts du local et du manque de cette police indispensable dans ce genre de maladie, qu'il est impossible d'établir dans l'état actuel des choses, tellement que les maîtres les plus experts, sûrs d'échouer, ne voudraient pas se charger de ce service, et que, malgré le bien dont nous allons parler qu'a déjà fait à ces malheureux aliénés le médecin actuel, ils doivent plutôt être regardés comme des malades simplement admis dans un hôpital, que comme placés dans une position à pouvoir guérir de leur délire.

Dans les premières années que j'ai pris connaissance du quartier des fous, placé au-dessous des salles de clinique de la Faculté; il ne consistait qu'en deux grandes salles qui communiquaient ensemble, l'une pour les hommes et l'autre pour les femmes. Ces salles étaient remplies de loges, semblables à des cages, qui les rendaient obscures et insalubres, et qui retentissaient souvent du bruit des chaînes dont étaient encore chargés les maniaques furieux qu'on y tenait renfermés. Les malades que ces deux salles ne pouvaient contenir, étaient relégués aux rez-de-chaussée et premier étage d'un bâtiment appelé la tour, à côté des latrines et d'ailleurs très-insalubre. Les malades étaient mal chauffés, mal nourris, et l'on ne connaissait encore d'autres moyens de les contenir, que les coups, les chaînes et les cages. Feu le docteur *Fischer*, qui était chargé de ce service, et avec lequel je me suis souvent entretenu, quoique avec de bonnes intentions, ne pouvait pas sortir du cercle des remèdes antimoniaux et des extraits de plantes purgatives, suivant l'ancienne médecine allemande, encore trop usitée parmi ceux de ce pays qui n'apprennent rien et n'oublient rien de leurs premières impressions. M. le docteur *Schahl*, médecin sage et éclairé, remplaça M. *Fischer*; il eut bientôt pour successeur M. le docteur *Ristelhueber*, à qui il était réservé de faire de grandes améliorations dans ce service.

En effet, ce médecin, qui joint à une solide instruction un caractère ferme et une grande activité, est parvenu, par l'intérêt qu'il a su inspirer à la Commission administrative des hospices de Strasbourg pour cette classe d'êtres disgraciés confiés à ses soins, à leur procurer un logement plus sain et plus spacieux, une meilleure nourriture et des traitemens plus humains. Les salles dans lesquelles ils sont placés, quoique toujours au même quartier de l'hôpital, sont maintenant au nombre de cinq, parfaitement chauffées en hiver. Deux d'entre elles, qui sont les premières qu'on trouve en entrant dans la maison, l'une pour les hommes et l'autre pour les femmes, contiennent chacune douze lits, et sont destinées aux malades atteints d'aliénation récente et offrant des chances de guérison. Une troisième, contiguë, renferme quinze lits et est occupée par des femmes qui ont déjà éprouvé divers traitemens infructueux. A la suite de cette salle est un espace long et étroit, occupé par six loges cons-

truites solidement., où l'on renferme momentanément
et par correction les maniaques furieux, chez lesquels
l'application de la camisole ne suffit pas pour réprimer
les mouvemens impétueux; une quatrième salle, également longue et étroite, et renfermant sept lits, est
occupée par des femmes atteintes d'une folie incurable;
enfin, au centre du bâtiment, et toujours au rez-de-
chaussée, s'en trouve une cinquième, de vingt-six lits,
occupés par des hommes aliénés, réputés incurables.
L'on y voit aussi deux loges pour placer deux aliénés
séparément, et le logement du surveillant, dit *prévôt,*
ou infirmier-major. Ces trois salles, nouvellement ajou-
tées à ce service, étaient autrefois occupées par des
individus atteints de maladies chroniques, qu'on a
transportés ailleurs (voyez la note *c*). En outre, l'on
occupe malheureusement encore le local dont j'ai déjà
parlé, appelé *tour,* situé près du bûcher de l'hôpital,
où l'on voit au rez-de-chaussée, et contre les réclamations réitérées du médecin, quatre loges pour les fous
turbulens, vociférans, détruisant tout ce qu'on leur
donne pour se couvrir et se salissant continuellement.
De plus, dans le bâtiment à droite de la grande cour
de l'hôpital sont deux petites chambres voûtées, à plain-
pied, destinées aux aliénés qui paient une pension de
soixante francs par mois, auxquelles est attaché un
infirmier. A côté du quartier des fous est la salle des
bains, assez spacieuse, mais qui manque de douches
et de baignoires à couvercles, si nécessaires dans le
traitement des aliénés.

Ces malades n'y ont pas moins gagné quant à la
nourriture : avant M. *Ristelhueber,* ils étaient divisés par classes, suivant la pension qu'ils payaient, ainsi
que cela ne se pratique que trop dans la plupart de
ces établissemens, et ceux des dernières classes n'avaient
que du pain noir, des légumes matin et soir, et seule-

ment le dimanche et le jeudi on leur accordait de la viande et un peu de vin. Ce médecin a trouvé que cette distinction établissait des sentimens haineux parmi des individus qui vivent ensemble sous le poids du même malheur, et que les malades n'étaient pas assez nourris, et il a obtenu de la Commission administrative qu'ils fussent tous nourris de la même manière, qu'ils eussent tous du pain blanc trois fois, de la viande et une demi-chopine de vin deux fois par semaine, et les autres jours des légumes en quantité suffisante[1]. Il est seulement à regretter que cette viande qu'on accorde soit de qualité inférieure, en partie composée de portions que l'on ne détache que difficilement des os, après en avoir enlevé les portions charnues pour d'autres malades. (Voyez, pour le régime, la note *d.*) On distribue en outre chaque jour aux aliénés une certaine quantité de tabac à fumer et à priser, distribution qui leur plaît autant que celle des alimens.

L'on ne regrette pas moins de voir beaucoup de malpropreté parmi ces malades, malgré les instances du médecin, ce qui, à dire vrai, est fort difficile à éviter chez de pareilles gens qui n'ont point d'idée de propreté, accumulés dans des salles basses, manquant de linge pour se changer, de coiffes de nuit, et parmi lesquels on en voit souvent entièrement couverts de haillons.

En entrant en fonctions, M. *Ristelhueber* a fait disparaître les chaînes dont on se servait encore ; il a introduit l'usage de la camisole, et est parvenu à faire enlever plusieurs de ces loges ou cages qui formaient la partie principale du prétendu traitement qu'on faisait aux aliénés. Il a fait expulser tout infirmier qui

---

1 Le médecin peut prescrire d'autres alimens et du vin tous les jours, lorsque le traitement des aliénés l'exige.

osait frapper un aliéné. Ses moyens de répression sont d'abord le déploiement de la fermeté et de l'énergie envers ceux qui se livrent à des mouvemens impétueux et à des gestes menaçans; en second lieu, l'application de la camisole; en troisième lieu, l'aspersion de l'eau froide sur la tête à l'aide d'un arrosoir, et enfin la reclusion dans une loge : mais cette reclusion n'est que très-temporaire, et le médecin a soin d'aller chaque jour visiter ces reclus pour voir s'ils sont tranquilles et repentans; précaution qu'on ne prenait pas auparavant. Du reste, j'observerai qu'on manque ici de ce moyen de force qui en impose le plus aux aliénés, savoir : de cette arrivée de plusieurs personnes à la fois pour réprimer leurs emportemens; l'on n'a pas assez d'infirmiers (il n'y a que deux infirmiers et deux infirmières), et ceux-ci ne sont pas assez payés pour un service aussi pénible, qui parfois ne laisse pas de présenter du danger pour eux.

J'ai suivi quelquefois M. *Ristelhueber* dans sa visite, et c'est ici qu'on remarque le plus de différence entre le temps présent et ce qui se faisait du temps de M. *Fischer*. Les fous à cette époque n'étaient guère visités par le médecin, que quand ils étaient malades; autrement ils étaient sous l'entière dépendance de leurs gardiens : aujourd'hui, ils le sont chaque jour et plusieurs fois par jour, dans la principale vue de les observer et d'essayer de les rendre à la raison. Le médecin, armé de douceur et de patience, se met en rapport avec tous, et spécialement avec ceux qui offrent des chances de guérison; il ne néglige rien pour découvrir chez les nouveau-arrivés les causes physiques et morales de leur état, l'espèce et le sujet de leur aliénation, afin d'exercer, autant que possible, sur leurs sens une influence salutaire, en captivant leur confiance et en s'assurant insensiblement de leur entière soumission

par les voies de la douceur, de la fermeté et de la
sévérité, sagement employées suivant les caractères
et les circonstances. Certes, il m'a paru que ce médecin
était parvenu à ce but, premier terme que doivent
atteindre ceux qui désirent avoir des succès dans ce
genre de service.

Mais, pour avoir décidément ces succès, il faut le
concours de plusieurs conditions hors de la puissance
du médecin, qui manquent et manqueront probable-
ment long-temps encore dans l'asile actuel, et dans
ceux qu'on lui substituera pour recevoir les insensés.
Leur existence animale est améliorée; mais, comme
en 1814, les divers genres d'aliénation sont confondus
dans le même local, parce que celui-ci manque d'espace pour faire des quartiers séparés ; mais, comme
en 1814, les sexes peuvent communiquer ensemble à
chaque instant, ce qui est fort nuisible dans certaines
espèces de monomanies ; mais les aliénés continuent
de divaguer librement du matin au soir dans la cour
de l'hôpital avec les autres malades, à être pour les
domestiques et les étrangers qui traversent cette cour,
un objet de pitié, ou de risée et d'amusement, ce qui
augmente leur irritation ; mais, comme en 1814, on les
laisse vagabonder tout le jour et se fortifier dans le sujet de leur délire par l'abandon et l'oisiveté auxquels
ils sont livrés, passé l'heure de la visite.

L'état déplorable de ce service a été profondément
senti depuis plusieurs années par l'administration des
hospices, laquelle a offert de concourir pour la fonda-
tion d'un établissement spécial ; mais il est de toute justice que le département entier en fasse les principaux
frais. Plusieurs projets et devis ont été prescrits, et l'on
a toujours reculé devant la dépense. L'on ne peut ou
l'on ne veut se persuader qu'il ne faut plus au siècle
actuel des maisons de reclusion pour des hommes qui

ne sont pas coupables, mais des maisons de traitement,
et l'on penche toujours pour des demi-mesures, qui feront dire dans dix ans ce que tout le monde peut dire
aujourd'hui de la demeure actuelle de nos aliénés. Cependant un Préfet avait adopté un plan dans lequel les
travaux de l'agriculture et diverses autres occupations
auraient, d'après une expérience acquise, puissamment
concouru à la guérison de ces malades; on s'est ensuite
récrié contre les dépenses de premier établissement, et
il faut bien penser que le temps n'est pas encore venu
de ne pas faire des économies sur les choses utiles et
même de première nécessité. [1]

Dans cette publication j'ai fait connaître la situation
de ce service lorsque j'en ai été chargé, les améliorations que j'ai obtenues, celles qui sont restées sans exécution et les projets d'établissement que l'on a conçus
successivement en faveur de ces malades; mais à l'occasion de ces projets il est à remarquer que l'on a
toujours eu en vue un local non construit pour ce service, et lorsqu'on ne peut pas faire autrement et mieux,
il faut, avant tout, s'assurer s'il se prête aux divisions
médicales des aliénés et à tous les besoins de ce service.

---

1 Si j'avais osé retrancher quelque chose de la notice de ce
savant Professeur, j'eus commencé par faire disparaître l'éloge
qu'il m'y donne : je révère beaucoup M. Foderé, et je fais grand
cas de son suffrage et de ses conseils; mais, bien différent de ceux
qui se louent et sollicitent des éloges, je crois ne pas en mériter
pour avoir fait mon devoir, et si tant est que l'on m'en donne,
je n'en tire aucune vanité. Ce que je dis à cette occasion peut
s'appliquer à tout ce qui m'est personnel dans des pièces à l'appui,
qui n'eussent pas vu le jour si elles ne faisaient pas partie du
recueil et si elles n'avaient pas une autre utilité.

R.

C'est sur le terrain que l'œil exercé d'un médecin voit si l'emplacement peut être distribué d'après le caractère principal de la folie, et si toutes les divisions, ou du moins les principales, sont praticables. Mais il faut avouer qu'un local non primitivement construit d'après des divisions ou sections jugées nécessaires et indiquées par tous les médecins qui se sont spécialement occupés du traitement de l'aliénation mentale, présentera difficilement toutes ces conditions. J'en ai été convaincu en visitant et examinant tous les locaux proposés pour ce service, et l'on ne peut y suppléer que par des constructions nouvelles dans le local choisi ; opération importante, parce que le classement des aliénés ou leur répartition par sections n'est pas une chose arbitraire ou spéculative ; elle est toute médicale et fondée sur le traitement de l'aliénation mentale. Si je voulais traiter cette question, compiler, paraître érudit et augmenter ce recueil de quelques passages empruntés à des auteurs estimés, sur les principes d'après lesquels un pareil service doit s'organiser et être classé, soit que l'on construise un local ou qu'on lui en destine un déjà construit, j'entreprendrais un travail facile et je ne serais que l'écho de mes premiers maîtres ; car quiconque lira et méditera le programme d'un hôpital consacré au traitement de l'aliénation mentale pour cinq cents malades des deux sexes, proposé au conseil général des hospices civils de Paris, dans sa séance du 15 Mai 1821, apprendra comment un pareil établissement doit s'organiser et être distribué ; et celui qui s'occupe spécialement de ces maladies depuis dix ans, a dû se saturer de ces connaissances et s'éclairer de tous les résultats d'une expérience suivie et réfléchie, que je serais disposé à faire connaître, mais dont je remets la publication à une autre époque : elle servira de complément à celle-ci.

En terminant un recueil dont la publication m'a paru nécessaire alors qu'on s'occupe des moyens qui peuvent assurer des secours plus efficaces et un meilleur sort aux malheureux atteints d'une maladie qui afflige autant qu'elle dégrade l'homme, je dois dire qu'à ce motif il s'en joint un autre, qui se confond avec une détermination aussi libre que désintéressée, c'est de montrer que dans ma position j'ai fait tout ce qu'un médecin pouvait y faire pour l'amélioration du sort et le rétablissement des malheureux qui ont des droits si puissans à notre bienveillance et à notre compassion, et que, grâce au zèle charitable qu'a montré la Commission administrative des hospices, ce service a présenté des améliorations que je me félicite d'avoir provoquées ; mais que, si depuis long-temps il ne se trouve pas dans un local qui réunirait le plus grand nombre de conditions favorables à leur traitement et à leur bien-être, il faut s'en prendre à la divergence d'opinions qui plusieurs fois s'est présentée sur le local qui convenait le mieux, et parfois aux difficultés administratives et financières qui, venant paralyser les efforts des Autorités locales, ont fait ajourner cette grande et belle œuvre que nous attendons aujourd'hui de la sollicitude active, des sentimens philanthropiques si bien connus, et des résolutions de M. Esmangart, Conseiller d'État, premier magistrat du département.

NOTES.

---

a) Ce mémoire a été adressé, en 1819, à la Commission séante à Paris, nommée alors par S. Exc. le Ministre de l'intérieur pour l'amélioration du sort des aliénés en France. S. Exc. le Ministre en ordonna le renvoi à M. le Préfet du département du Bas-Rhin, sur l'avis qu'en avait donné la Commission.

b) M. le Préfet Malouet et la Commission administrative des hospices adoptèrent le projet d'établir le service des aliénés ou une maison centrale pour ces malades à l'ancien couvent de Sainte-Marguerite. On fit lever le plan de l'établissement et de sa distribution, je crois même que le Conseil général du département vota des fonds à ce sujet; mais pour l'obtenir on proposait un échange : l'on voulait donner au ministère de la guerre l'école de travail, qu'il désirait avoir pour une caserne de cavalerie, contre le couvent de Sainte-Marguerite et la commanderie de Saint-Jean. La Commission administrative des hospices regardait comme une propriété des établissemens de charité, l'École de travail ou ancien hospice des orphelins, question qui m'est absolument étrangère. Ce projet, qui destinait un excellent local aux aliénés, resta sans exécution; une opposition inattendue et des propositions d'un autre genre contrarièrent les vues de l'Administration supérieure : on proposa la commanderie de Saint-Jean, Stephansfeld, des constructions à l'hôpital civil, etc.; on ne fit rien, et M. le Préfet quitta le département. Pendant l'administration de M. le marquis de Vaulchier on semblait destiner Stephansfeld à ce service; cet établissement devait être créé sur une base très-large, et l'on eut l'heureuse idée d'y faire servir l'agriculture au traitement de l'aliénation mentale : on en vint au devis, à la première mise de fonds, aux dépenses d'entretien, etc.; mais on recula devant la dépense énorme qui en résulterait.

c) De puissantes et de fort bonnes raisons décidèrent la Commission administrative à créer l'annexe; cette création était tout-à-fait dans l'intérêt du service et dans la vue d'arriver à des améliorations importantes et urgentes : je me plais à rappeler celles-ci, parce qu'en toutes choses il faut que la vérité éclate.

1.° En créant l'annexe, on a diminué la population d'un établissement où elle était trop grande pour l'emplacement qu'il présente ; la salubrité et le service gagnent à une pareille mesure, car les petits hôpitaux sont toujours mieux tenus que les grands, et dans les premiers aucune partie du service n'échappe à la surveillance. Dans un hôpital où l'on se ménage un local disponible, on n'a pas d'encombrement à craindre ; on a des salles de rechange ; on y trouve des salles pour les maladies contagieuses, etc. Si la population y est trop grande, on se prive de tous ces avantages. La création de l'annexe a fait qu'à l'hôpital civil on a pu se passer de l'une des salles situées aux mansardes, où les pensionnaires y respirent un air vicié, parce qu'ils s'y trouvent en trop grand nombre et parce qu'elles n'ont pas assez d'élévation. On sait d'ailleurs que c'étaient des greniers qu'on a disposés pour recevoir des pensionnaires ; destination qu'ils ne devraient pas conserver pour les raisons que nous avons données, et parce qu'il est affligeant de voir des septuagénaires et des pensionnaires âgés de 70 à 79 ans logés à un troisième, dans des mansardes où ils montent et d'où ils ne descendent qu'avec difficulté. Quelques-uns se sont fracturés des membres dans cette descente ou montée périlleuse pour ces vieillards.

2.º Lorsque j'ai été chargé du service des incurables, ils se trouvaient au rez-de-chaussée dans une seule et même salle ; les sexes n'y étaient séparés que par une cloison en bois qui avait à peu près 6 pieds de hauteur. Avant d'en être chargé, les malades le plus souvent se pansaient eux-mêmes ; le médecin n'y faisait une visite que dans des cas extraordinaires ; l'élève en chirurgie n'y voyait qu'un surcroît de besogne ; les malades que l'on y plaçait n'inspiraient que de l'effroi et du dégoût par les maladies hideuses dont ils étaient atteints ou l'infection qu'ils répandaient. Pensionnaires, ils conservaient le régime de la classe à laquelle ils appartenaient, malades ou non, le régime ne variait presque jamais ; du pain noir aux uns, du pain blanc aux autres, suivant la classe. Malpropreté, insalubrité et défaut de soins se présentaient dans cette partie du service. Touché de l'état déplorable dans lequel je le reçus, j'en fis l'objet d'un rapport à la Commission administrative, qui s'empressa d'accueillir mes propositions ; elle en fit un service de médecin à part, où les malades trouvent salubrité, propreté et tous les soins que réclament leurs infirmités. Avant l'existence de l'annexe, on affecta deux salles aux incurables, une pour les hommes et l'autre pour les femmes ; mais pour l'exécution de cette mesure, faute de place, on fut obligé de retrancher aux cliniques une partie de l'emplacement mis à la disposition de la

Faculté. Cette mesure, qui n'était que provisoire, nuisait à son enseignement et donna occasion à une réclamation de sa part; mais, quoique deux salles fussent destinées aux incurables, elles ne suffisaient pas pour recevoir tous ceux qui se trouvaient à l'hôpital; un grand nombre d'individus atteints de maladies incurables restaient encore dans les autres services ou dans les salles des pensionnaires : dans ces dernières ils étaient abandonnés à eux-mêmes et incommodaient les autres par des infirmités qui, souvent, répandaient une mauvaise odeur. Par la création de l'annexe, la Commission put rendre à la Faculté les salles dont elle avait provisoirement disposé, et les incurables, dispersés dans les services et les salles des pensionnaires, purent être réunis dans des salles qui leur ont été affectées. Lorsque les incurables se trouvaient à l'hôpital civil dans une seule salle, partagée par une cloison, il y en avait 28; aujourd'hui il y en a de 60 à 70 dans les salles salubres, claires et bien exposées de l'annexe.

3.° Par la création de l'annexe, le service des aliénés, encombré, a gagné plusieurs salles qu'il était urgent de mettre à sa disposition.

4.° Avant la création de l'annexe, les galeux, placés à côté des maniaques et n'étant pas séquestrés pendant leur traitement, donnaient fréquemment la gale aux malades qu'ils rencontraient dans une cour commune à tous. Cette propagation ne peut pas avoir lieu à l'annexe, parce que toute communication est empêchée avec les malades des autres salles.

5.° Les vénériens à l'hôpital civil occupaient de belles salles au deuxième étage, que l'on avait été dans le cas de prendre aux pensionnaires, tandis que ceux-ci se trouvaient aux mansardes; en établissant l'annexe, on put rendre ces salles à leur première et à une meilleure destination. Tandis que les vénériennes étaient à l'hôpital civil, les filles ou femmes accidentellement infectées, mais ne se livrant pas à une prostitution habituelle, étaient confondues avec les filles publiques désignées telles par la police; réunion tout-a-fait contraire aux mœurs et à la justice, qui n'existe pas à l'annexe, où j'ai destiné exclusivement une salle aux filles publiques reconnues telles par la police.

6.° L'évasion des filles publiques avant leur guérison, avait lieu fréquemment à l'hôpital civil, parce que la surveillance est souvent en défaut dans un établissement qui renferme un grand nombre de services, une grande population, etc. : à l'annexe, elle est difficile et rare.

d) Le bouillon que l'on donne aux aliénés est le même que celui que reçoivent les autres malades ; il est mauvais, parce qu'il manque de principes nutritifs et stimulans ; il sera tel tant que la quantité de viande mise à la marmite ne sera pas dans la proportion voulue pour obtenir un bon bouillon : à l'hôpital civil il faut beaucoup de bouillon, et l'on ne met pas assez de viande à la marmite. Je connais du reste toutes les raisons d'économie que l'on peut alléguer contre une mesure qui augmenterait la dépense ; mais le bouillon étant un aliment essentiel et de première importance, le seul quelquefois qu'un malade puisse prendre, je ne connais rien de si fâcheux et de si préjudiciable à la conservation et au rétablissement des malades, qu'un mauvais bouillon dans un hôpital, et toutes les raisons d'économie appliquées à cette partie du régime ne me feraient pas changer d'avis.

La qualité du vin qu'ils reçoivent varie : mais, pour l'avoir toujours bon, il serait à désirer qu'à l'hôpital civil, comme dans les hôpitaux militaires, les officiers de santé en chef fussent appelés à déguster le vin, à donner leur avis sur sa qualité, et à dire s'il y a lieu de le recevoir pour les malades. La même précaution pourrait être prise pour tous les alimens et les médicamens. Lorsqu'un médecin traite un malade en ville, on le consulte sur les alimens, la boisson et les médicamens : pourquoi dans un hôpital et pour des indigens n'userait-on pas d'une prévoyance dont d'autres établissemens nous donnent le bel exemple ?

PIÈCES A L'APPUI.

Extrait du Registre des délibérations de la Commission administrative des Hospices civils de la ville de Strasbourg.

Séance du 25 Juillet 1817.

La Commission, considérant qu'il est important d'achever l'organisation du service des incurables et des maniaques, de façon à procurer aux premiers tous les soins et tous les soulagemens possibles, et aux seconds la nourriture qui convient à leur état et le traitement qu'il exige ; revu ses délibérations des 15 Janvier et 12 Février derniers ;

Arrête ce qui suit :

1.°

Les dispositions de l'arrêté du 15 Janvier dernier, relatives au service des incurables, continueront à être strictement exécutées ; en conséquence aucun individu ne pourra être admis dans ces salles que dans les formes requises pour les admissions à vie. Néanmoins, si une personne admise venait à guérir de sa maladie, réputée incurable au moment de sa réception, le mode de son admission ne doit pas préjudicier à son renvoi de l'hôpital.

2.°

M. Ristelhueber, médecin adjoint à l'hôpital civil, reste chargé spécialement et en chef du service des incurables et des maniaques. Il assistera en cette qualité aux séances mensuelles des officiers de santé en chef de la maison.

3.°

Son service étant permanent et journalier et exigeant même assez souvent plusieurs visites par jour, il lui est alloué une indemnité de six cents francs par an, qu'il touchera à dater du 1.er Janvier dernier (époque à laquelle il a commencé à faire ces fonctions), dès que les crédits nécessaires auront été alloués au budget.

4.º

Les incurables et les maniaques recevront leur nourriture suivant la prescription du médecin, qui est invité de suivre, autant que l'état de l'individu peut le permettre, le régime de la classe à laquelle il appartient.

5.º

Les prescriptions pharmaceutiques seront également faites, comme dans les autres salles de la maison, par le médecin, qui est encore chargé de diriger et de surveiller les pansemens.

6.º

Le Directeur de l'hôpital civil se concertera avec le chirurgien en chef et le pharmacien en chef de la maison pour qu'un chirurgien et un pharmacien sous-aides soient désignés pour être présens à la visite, tenir le cahier des prescriptions et faire les pansemens.

7.º

Les dispositions ci-dessus et la préparation des médicamens fournis gratuitement aux indigens et à l'école de travail augmentant considérablement le service de la pharmacie, il sera établi un quatrième pharmacien sous-aide à l'hôpital civil, qui jouira du même traitement que les trois autres.

8.º

Les services des différens médecins en chef de la maison exigeant également la présence journalière de quatre chirurgiens sous-aides aux visites, une indemnité de 300 francs par an est allouée au chirurgien sous-aide surnuméraire, à raison du service non interrompu qu'il est obligé de faire. Cette indemnité lui sera payée par semestre, sur le certificat du chirurgien en chef de la maison, visé par le Directeur, constatant que cet élève a rempli ses fonctions avec zèle et assiduité.

9.º

Il sera établi des douches à deux baignoires à la salle des bains à l'hôpital civil, tant pour les maniaques que pour les autres malades qui en auraient besoin, et auxquels les médecins de la maison ordonneraient d'en prendre.

10.°

Le Directeur de l'hôpital civil est autorisé à faire confectionner quelques gilets de force, pour éviter par leur usage, autant que possible, la reclusion dans les loges.

11.°

Les parens et amis des aliénés qui présentent encore quelque espoir de guérison et qui sont soumis à un traitement, ne pourront les visiter qu'avec la permission du médecin; les personnes de la ville et les étrangers ne pourront voir les maniaques et s'entretenir avec eux que sur une permission expresse du Directeur de la maison.

12.°

Expéditions du présent arrêté seront adressées au Directeur de l'hôpital civil, aux officiers de santé en chef de la maison et à M. Ristelhueber.

FRANTZ, Vice-président.

BRAUN, Secrétaire général.

COPIE de la décision de M. le Préfet du département du Bas-Rhin, du 9 Décembre 1819, confirmée par Son Exc. le Ministre de l'intérieur.

Vu la délibération de la Commission administrative des hospices civils, du 27 Novembre 1819, et la demande qui en est l'objet;

Considérant que la Commission administrative établit d'une manière incontestable en faveur de M. le docteur Ristelhueber les droits qu'il possède et qu'il a exposés à l'appui de sa réclamation;

ARRÊTE :

Le sieur Ristelhueber, médecin adjoint à l'hospice civil et chargé en chef du service des maniaques et de l'annexe, jouira, à partir du 1.er Janvier prochain, du traitement et du grade de médecin en chef audit établissement; en conséquence ses appointemens sont fixés, à dater de ladite époque, au taux de 950 fr. par an.

Strasbourg, le 9 Décembre 1819.

Le Préfet du département du Bas-Rhin,

Signé Le Vicomte DECAZES.

Certifié conforme :

Le Conseiller de Préfecture, Secrétaire général,

Signé LEVRAULT, l'aîné.

Pour copie conforme :

Le Secrétaire général de l'Administration des hospices civils de la ville de Strasbourg,

BRAUN.

———————————

A Monsieur le Dr RISTELHUEBER, Médecin des hospices.

Strasbourg, le 30 Novembre 1820.

J'AI retrouvé à la Préfecture, où il avait été déplacé, l'excellent travail de M. Ristelhueber ; mais, avant de le lui remettre, je lui demande la permission d'engager M. le Préfet à le lire : c'est un point d'administration digne de toute son attention, et la manière dont il est traité lui donne un nouvel intérêt.

Je le prie de m'honorer de sa réponse, et d'agréer mes devoirs empressés.

LEVRAULT, l'aîné.[1]

———————————

[1] En son vivant Recteur de l'Académie de Strasbourg, Conseiller de préfecture, Chevalier de l'ordre royal de la Légion d'honneur, etc.; administrateur aussi distingué par son expérience, ses connaissances variées et étendues que par son zèle et son amour pour tout ce qui était utile et honorable à son pays : sa mémoire est chère à tous ses compatriotes qui rendent justice aux talens, à l'obligeance et au patriotisme qui le distinguaient dans une carrière aussi honorable que laborieuse, dont le terme prématuré renouvellera souvent leurs regrets.

A M. Ristelhueber, Médecin en chef à l'hospice civil de Strasbourg.

Strasbourg, le 27 Décembre 1820.

Monsieur, j'ai l'honneur de vous communiquer, d'après votre demande, les deux mémoires que vous avez rédigés, ou seul ou conjointement avec M. Schahl, docteur en médecine, concernant l'établissement des insensés, annexé à l'hôpital civil de Strasbourg. Je vous prie, Monsieur, de vouloir me faire le renvoi de ces pièces le plus tôt possible. Je recevrai avec intérêt les nouveaux renseignemens que vous croiriez devoir me présenter, si vous aviez eu occasion de faire des observations plus récentes sur les moyens d'amélioration ou les abus à réprimer relativement au sort des aliénés.

J'ai l'honneur d'être, avec une parfaite considération, Monsieur, votre très-humble et très-obéissant serviteur.

Le Maître des requêtes, Préfet du Bas-Rhin,
Signé MALOUET.

A M. Ristelhueber, Médecin de l'hôpital civil.

Strasbourg, le 21 Février 1821.

Monsieur,

J'ai lu avec intérêt le supplément aux renseignemens contenus dans vos mémoires précédens sur le service des aliénés dans l'hospice civil de Strasbourg, que vous m'avez fait l'honneur de m'adresser.

La Commission administrative des hospices s'occupe maintenant d'un travail que je lui ai demandé sur cet objet important; j'ai pensé que votre intéressant mémoire lui fournirait des renseignemens utiles, et je viens de le lui adresser en lui recommandant de me le renvoyer avec les propositions qu'elle doit me transmettre.

J'ai l'honneur d'être, avec une considération distinguée, Monsieur, votre très-humble et très-obéissant serviteur.

Le Maître des requêtes, Préfet du Bas-Rhin,
Signé MALOUET.

Strasbourg, le 6 Mars 1821.

Le MAIRE de la ville de Strasbourg, chevalier de l'ordre royal de la Légion d'honneur, de l'ordre de l'Éperon d'or, etc.

A M. le D.ʳ RISTELHUEBER, l'un des médecins en chef de l'hospice civil.

MONSIEUR LE DOCTEUR,

Dans un mémoire signé de vous et de M. le docteur Schahl, remis le 26 Mars 1816 à la Commission administrative des hospices civils, et qui embrassait à la fois le service des convulsionnaires et des aliénés, ou plutôt les moyens d'améliorer leur situation, vous avez exprimé le désir que la salle principale des aliénés, placée au centre du bâtiment, pût être partagée par un mur en deux salles ; que dans la première on plaçât les fous incurables non dangereux pour eux-mêmes et les autres, les idiots et les cretins au premier degré. Dans la seconde salle les fous furieux, dangereux pour eux-mêmes et pour les autres. Vous avez pensé que cette seconde salle devait être garnie de loges en nombre suffisant.

Vous estimiez, Monsieur, que l'Administration pourrait disposer de toutes les salles du rez-de-chaussée sous la clinique interne, en assignant d'autres salles aux galeux ; qu'alors on pourrait y établir trois salles, l'une pour les folles incurables, les idiots, etc. ; la seconde devrait recevoir les folles d'une date récente ou ancienne qu'on espère traiter avec succès ; que dans celle-ci il conviendrait d'établir autant de chambrettes ou cellules que l'espace le permettrait. Vous destiniez la troisième de ces salles aux hommes dont la folie serait d'une date récente, et où il serait également nécessaire d'établir des cellules ou chambrettes.

Je désirerais, Monsieur, qne vous voulussiez bien me faire
connaître si, depuis que vous avez émis cette opinion, conjointement avec M. le Dr Schahl, on a procédé à quelques changemens qui s'en seraient au moins rapprochés, et qui auraient
en quelque sorte corrigé la situation des aliénés à notre hospice.

Je n'ai point remarqué que la salle principale des aliénés, placée au centre du bâtiment, ait été distribuée dans le sens que
vous avez indiqué. Si je ne me trompe, cette salle n'a obtenu
aucun changement, et les hommes continuent d'être réunis,
qu'ils soient incurables ou non, et quel que soit le degré de
leur folie. Quant aux femmes, on les a transportées dans le ci-
devant emplacement des galeux : elles paraissent être beaucoup
mieux ; mais j'ignore si l'on a suivi à leur égard les divisions
que vous aviez indiquées, et si dans ce bâtiment latéral on a
réservé une salle pour les hommes susceptibles de guérison.
Vous m'obligeriez beaucoup, Monsieur, si vous vouliez finir
mon incertitude sur ces divers points.

La salle près des bains, où l'on a établi quelques loges pour
les fous dangereux par accès, valant beaucoup mieux que le local
infecte et révoltant qui se trouve à gauche, j'ai lieu de croire
que celui-ci n'est plus employé.

Agréez, Monsieur le Docteur, l'assurance de toute ma considération.

DE KENTZINGER.

Strasbourg, le 14 Mars 1821.

Le MAIRE de la ville de Strasbourg, chevalier de l'ordre royal de la Légion d'honneur, de l'ordre de l'Éperon d'or, etc.

A M. RISTELHUEBER, Docteur en médecine.

MONSIEUR,

Je vous suis très-reconnaissant des soins que vous vous êtes donnés pour fixer mon opinion sur la situation de nos aliénés à l'hospice : vos renseignemens sont clairs et précis, et me seront d'une grande utilité lorsque je pourrai entreprendre le travail que je me suis proposé, et qui aura pour objet de ménager à cette portion si malheureuse de l'humanité une condition un peu moins défavorable. J'attends des documens précieux de quelques grandes villes en France, où l'on a consacré au service des aliénés des établissemens absolument spéciaux. Pensez-vous, Monsieur, qu'en faisant quelques nouvelles constructions à notre hospice même dans les bâtimens occupés par nos aliénés, et par un accroissement de terrain, tel que celui d'un jardin qui existe à droite, on pourrait ménager à nos aliénés les divisions les plus importantes ?

Vous me faites l'honneur de me dire que l'on ne se sert plus des chaînes et autres moyens violens pour réprimer les accès de fureur ; par quoi les a-t-on remplacés ?

Combien y a-t-il d'employés chargés exclusivement de la surveillance de nos aliénés ?

En quoi consiste la nourriture de nos aliénés ?

Dans un rapport de M. le docteur Esquirol, qui a visité les principaux établissemens en France, et qui place notre établissement des aliénés dans une catégorie peu honorable pour nous, mais très-inexacte, puisqu'il nous classe parmi les hospices où l'on renferme en même temps *les filles de mauvaise vie et les criminels;* dans son rapport, dis-je, M. Esquirol prétend que dans le plus grand nombre de ces hospices, les aliénés n'ont pour nourriture que des légumes secs mal préparés, et les entrailles des bestiaux consommés dans l'hospice des malades.

Je connais trop bien, Monsieur, votre dévouement, votre sollicitude pour l'humanité souffrante, pour craindre de vous fatiguer par mes interpellations : ce seront au surplus les dernières, puisque vous avez eu la bonté de résoudre les questions les plus importantes.

Agréez, Monsieur, l'assurance de tous mes sentimens pour vous.

DE NENTZINGER.

Salle
pour les folles
incurables.

5. 4. 3. 2. 1. Cellules ou petites chambres pour les folles d'une date récente.

Salle commune
des folles
d'une date récente.

Salle commune
des fous
d'une date récente.

5. 4. 3. 2. 1. Cellules ou petites chambres pour les fous d'une date récente.

2e. 3e. 4e. 5e.

1re Loge.

Salle des loges
pour les
fous furieux.

6e.

1re Salle
pour les fous
incurables.

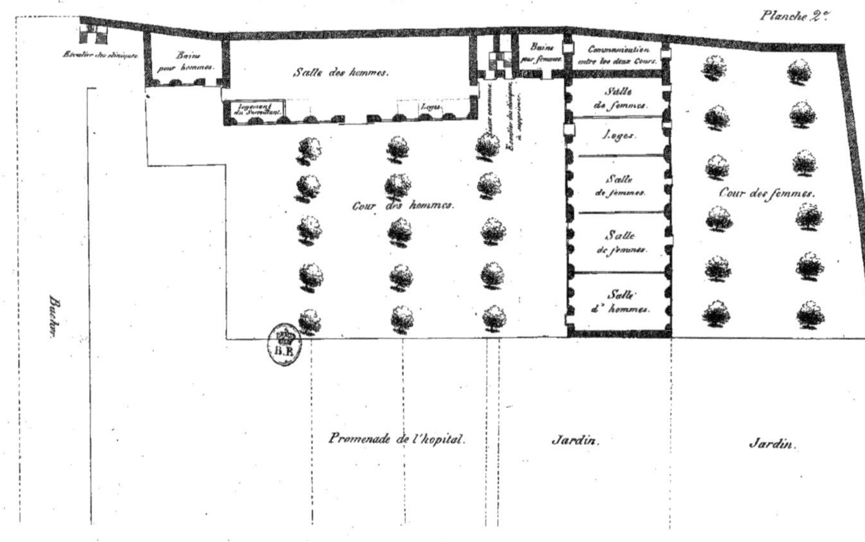

Escalier des cliniques.
Bains pour hommes.
Salle des hommes.
Bains pour femmes.
Communication entre les deux Cours.
Logement du Portillon.
Loges.
Salle de femmes.
Loges.
Salle de femmes.
Salle de femmes.
Salle d'hommes.
Cour des hommes.
Cour des femmes.
Bûcher.
Promenade de l'hôpital.
Jardin.
Jardin.